Dr. Corinna Paatzsch/Wilhelm Kannengießer

Schröpfen

für neue Lebenskraft

Mit der altbewährten Heilmethode Schmerzen
den Körper entschlacken und Verspannunge

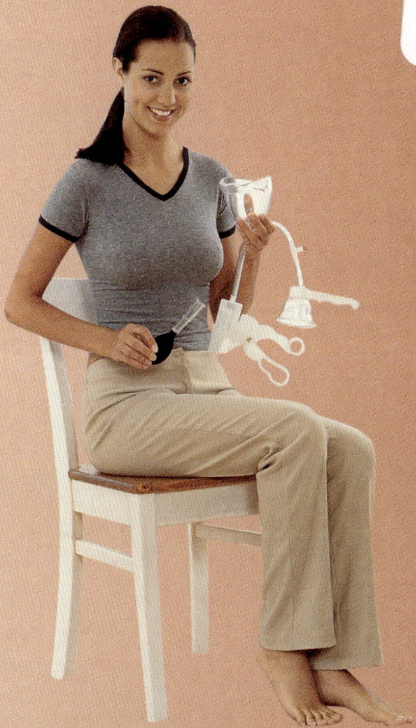

SÜDWEST

Inhalt

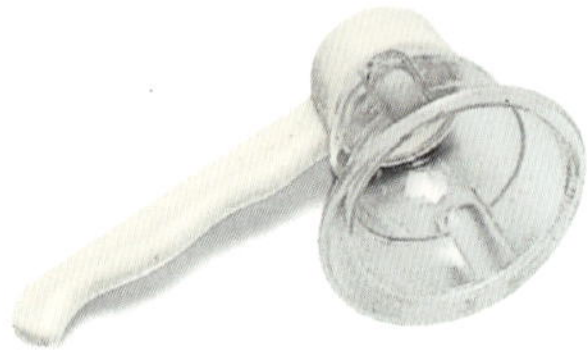

Für viele Körperregionen gibt es spezielle Schröpfköpfe.

Moderne Schröpfutensilien garantieren eine problemlose Anwendung.

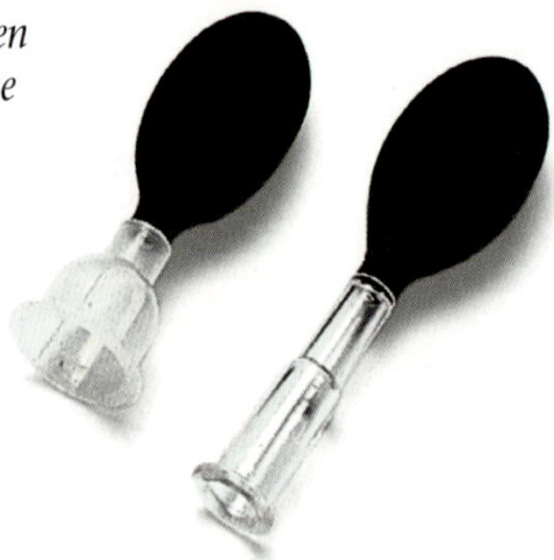

Schröpfen unterstützt wirksam die Körper- und Schönheitspflege.

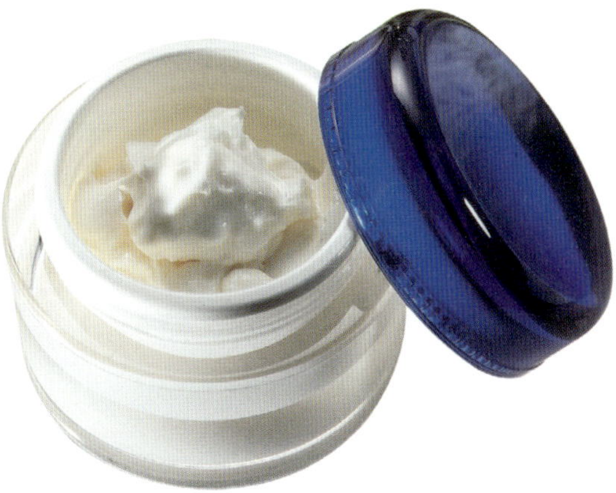

Eine alte Heilmethode

Klinische Erfahrungen zum Schröpfen gibt es nur sehr wenige, weil sich bislang nur einige Ärzte an seine Technik heranwagten. Es existieren jedoch zahlreiche Befunde zu seiner physiologischen Wirksamkeit. Die Schröpfkopftherapie hat also neben einem großen Erfahrungsschatz auch wissenschaftlich etwas zu bieten.

Wir leben in einer Zeit, die entscheidend vom Fortschritt der modernen Medizin geprägt wird. Es gibt kaum eine Erkrankung, für die Wissenschaftler nicht irgendeine Antwort gefunden hätten. Die Menschen werden zwar älter als je zuvor, doch von einer zunehmenden Gesundheit kann dabei nicht die Rede sein. Die Kosten für das Gesundheitswesen explodieren, und auch die Behandlungen sind oft sehr aufwändig. Trotzdem klagen viele Menschen darüber, dass ihnen die moderne Medizin, vor allem bei chronischen Erkrankungen, nicht weiterhelfen kann.

Welches Naturheilverfahren hilft?

Vor diesem Hintergrund ist es kein Wunder, dass gerade Naturheilverfahren immer beliebter werden. Doch deren Palette ist inzwischen breit und unübersehbar. Oft weiß der Patient nicht mehr so recht, was ihm aus diesem reichhaltigen Angebot wirklich helfen kann.

Die entscheidende Frage lautet also: Nach welchen Kriterien soll man bei der Auswahl des Naturheilverfahrens vorgehen? Mit klinischen Studien, wie sie für schulmedizinische Maßnahmen gefordert werden, können die meisten Naturheilmethoden nicht dienen. Das darf niemanden wundern, denn eine alternative Methode ist auch deshalb alternativ, weil sich ihre Wirksamkeit nur schwer oder gar nicht durch klinische Messtechniken erfassen lässt. Dennoch bleiben auch ohne klinische Studien noch genügend Kriterien, die bei der Auswahl hilfreich sein können. Eines davon – ein besonders wichtiges – ist der Erfahrungsschatz, die Heiltradition, die ein Naturheilverfahren aufweist. Wenn ein Naturheilverfahren inzwischen schon mehr als 100 Jahre oder sogar länger angewendet wird und noch immer existiert, dann spricht dies klar dafür, dass es auch helfen kann; denn Heilmethoden, die keine Erfolge haben, verschwinden meist nach einigen Jahren von ganz allein.

Naturheilverfahren mit langer Tradition

Kaum ein Naturheilverfahren bestand diese medizingeschichtliche Auslese derart brillant wie die Kunst des Schröpfens. Schon in vorgeschichtlicher Zeit pressten Menschen ihren Mund auf Wunden, um dort Keime und Schmutz herauszusaugen – eine primitive, aber dennoch funktionierende Variante der Vakuumtherapie. Das erste Zeugnis einer Schröpfapparatur findet sich auf dem Siegel eines mesopotamischen Arztes, der vor mehr als 5000 Jahren lebte!
Seitdem ging es mit der Schröpftherapie auf und ab, doch sie existiert bis heute – was für die zahlreichen positiven Erfahrungen spricht, die mit ihr gemacht wurden. Und dass sie gegenwärtig nicht in ähnlichem Bekanntheitsgrad steht wie die Homöopathie oder die Bach-Blütentherapie (die beide ungleich jünger sind als das Schröpfen), liegt weniger an ihren geringeren Erfolgen als vielmehr daran, dass Schröpfen von den Menschen nur dann für sicher und effektiv gehalten wird, wenn es von einem Spezialisten ausgeübt wird. Als Mittel zur Selbstanwendung – so glauben viele – eigne es sich nicht.

Schröpfen hat auch bei jenen Patienten Chancen, die schon viele vergebliche Therapieversuche hinter sich haben. Die Risiken von Nebenwirkungen sind verschwindend gering.

Preiswert und praktikabel

Dieser Ratgeber soll ein Schritt dahin sein, dem Schröpfen innerhalb der Naturheilverfahren jene Rolle zu geben, die ihm gemäß seiner Geschichte zusteht. Denn die Zeit ist nicht stehen geblieben. Wer heute schröpfen will, muss nicht mehr mit Dutzenden von Gläsern und mit Spiritus, Flamme und Watte hantieren. Heute stehen ihm Vakuumköpfe aus modernen Materialien und Pumpen mit Scherengriff zur Verfügung, die das Schröpfen auch für den Selbstanwender einfach machen – ohne dass etwas von dem urtümlichen Charakter des uralten Heilverfahrens verloren ginge. Sicherlich ist auch das Schröpfen kein Allheilmittel. Doch gerade bei chronischen Schmerzen (z. B. Arthritis und Verschleißerkrankungen), Sportverletzungen (z. B. Muskelzerrungen, Bänderdehnungen und Sehnenentzündungen) sowie bei akuten und chronischen Erkrankungen der Atem- und Verdauungswege hat es sich erfolgreich bewährt.

Schröpfen ist ein preiswertes Heilverfahren. Wer erst einmal eine Schröpfausrüstung hat, dem entstehen praktisch keine Folgekosten mehr.

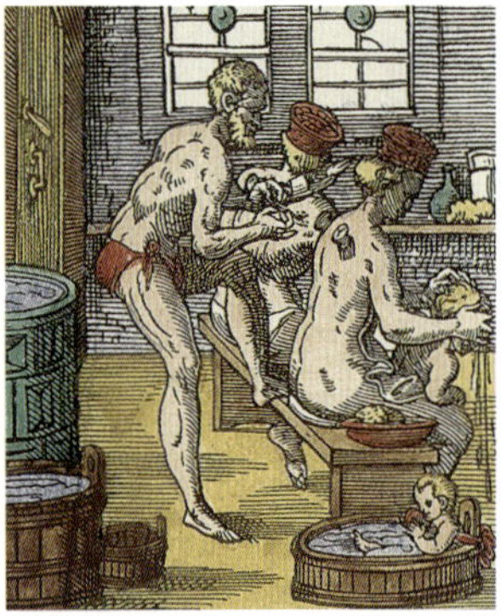

Schröpfen ist ein Verfahren mit langer Tradition.

Als ableitendes Verfahren gehört das Schröpfen in dieselbe Kategorie wie Aderlass und Blutegeltherapie, die in jüngerer Zeit auch wieder verstärkt das Interesse von Ärzten finden. Früher wurden die Schröpfköpfe auch Lassköpfe und das Schröpfen Lasseln genannt, um damit vom Wort her die Ähnlichkeit zum Aderlass auszudrücken.

Die Geschichte der Schröpftherapie

Bei oberflächlicher Betrachtung kann es schon passieren, dass man das Schröpfen mit seinen zahlreichen Gläsern für ein Verfahren hält, das wohl hohe Ansprüche an die ärztliche Kunst stellt, aber nur wenig Nähe zur Natur hat. Doch genau das Gegenteil ist der Fall. Kaum ein Heilverfahren ist derart tief mit dem Menschen und seinen ureigenen Instinkten verwoben wie das Schröpfen. Man denke nur daran, was man instinktiv unternimmt, wenn eine Wespe zugestochen oder sich ein Holzsplitter in den Finger gebohrt hat: Man setzt den Mund auf die Wunde und saugt, um Gifte und Parasiten aus der Wunde zu entfernen. Neben Menschen und Menschenaffen ist dazu kein anderes Lebewesen imstande. Hunde und Katzen können wohl an ihren Wunden lecken, doch sie können ihr Maul nicht – wie es der Mensch kann – zu einer Saugglocke formen. Mit anderen Worten: Der Ursprung der Schröpfköpfe ist nichts anderes als der menschliche Mund – und mit einem solch urtümlich-natürlichen Ahnherren ist die Schröpftherapie doch wohl einmalig.

Die Gifte ableiten

Es ist schwer zu sagen, wann der erste Mensch dazu überging, seinen Mund nicht nur auf zufällige Verletzungen zu setzen, sondern auch auf Wunden, die er sich absichtlich zufügte. Der Gedanke, der dahinter steckte, ist nachvollziehbar: nämlich die Möglichkeit, den Körper nicht nur örtlich begrenzt, sondern auch insgesamt zu entgiften, wenn man ihn nur systematisch anritzte und aus dieser Wunde das Blut heraussaugte. Das Anritzen war es übrigens auch, das dem Schröpfen seinen Namen gab. Im Althochdeutschen heißt das willentliche Setzen einer Verletzung nämlich »screfan« – so waren es sprachhistorisch nur noch wenige Schritte bis zum heutigen »Schröpfen«.

Ein unblutiges Verfahren

Heute werden die Gläser in der Regel natürlich aufgesetzt, ohne den Patienten willentlich zum Bluten zu bringen, weiß man doch mittlerweile, dass die Unterdruckkräfte in den Gläsern auch bei intakter Haut starke Heilkräfte entfalten können. Die Absicht ist jedoch heute wie damals dieselbe geblieben, nämlich die Gifte und Parasiten aus dem Körper abzuleiten. Deswegen wird Schröpfen auch heute noch zu den so genannten ableitenden Verfahren der Naturheilkunde gezählt.

Hippokrates schwor noch auf die Methode des blutigen Schröpfens, bei der die Haut des Patienten angeritzt wurde. Die Geräte zum Anritzen entsprachen zwar damals nicht den hygienischen Vorschriften unserer Zeit, dennoch kam es fast nie zu Infektionen; durch das anschließende Saugen per Schröpfkopf wurden die Keime sofort wieder aus der Wunde entfernt.

Die ersten Schröpfapparaturen

Der Mund mag als Sauggerät auch noch so wirkungsvoll sein – er ist jedoch sehr klein. Um den Unterdruck in ihm aufrecht zu erhalten, benötigt man viel Kraft – mehr Kraft, als normale Mundmuskeln zu leisten imstande sind. Eine vernünftige Schröpftherapie nur mit dem Mund war also unmöglich. Und so ging man dazu über, Geräte für das Schröpfen zu entwickeln.

Uralte Belege

Das erste Zeugnis für die Existenz von Schröpfapparaturen findet sich – wie schon erwähnt – 3300 v. Chr., auf einem Siegel des mesopotamischen Arztes Urlagaledinu. Doch auch im alten Ägypten war das Schröpfen bekannt. Die Erbauer der Pyramiden gaben sogar ihren Toten ein paar Schröpfköpfe in die Gräber mit, gewissermaßen zur posthumen Verwendung. Dieser Brauch spricht für die hohe Wertschätzung, die man dieser Heilmethode entgegenbrachte.
In der altindischen Ayurvedalehre finden sich ebenfalls Hinweise auf das Schröpfen. Im Ayurveda galt diese Heilmethode als Reinigungsbehandlung. Als Schröpfgefäße wurden dort Kuhhörner, Hohlkürbisse oder auch Muscheln empfohlen. Ähnliche Apparaturen zum Schröpfen finden sich auch bei den Ureinwohnern Afrikas wie etwa den Stämmen der Bassari, Suaheli und Kaffern.

Hippokrates und der Gott des Schröpfens

Die meisten historischen Überlieferungen zur Schröpfkunst stammen jedoch aus dem antiken Griechenland. Dort kannte man sogar einen Gott des Schröpfens, nämlich Telesphorus. Es gab kaum einen Arzt und kaum einen Kurort in der damaligen Zeit, der nicht einen Telesphorus in seinem Siegel oder auf seinem Hausschild hatte.
Auch der Urvater der antiken Medizin, Hippokrates von Kos (ca. 460–370 v. Chr.), beherrschte das Schröpfen. So empfahl er beispielsweise das Anlegen eines Schröpfkopfs am Hinterkopf gegen Ohrenentzündungen. Bei Gelenkschwellungen stach er die Haut zunächst mit einer dreieckigen Nadel unterhalb der Kniescheibe an, um dann ebenfalls einen Schröpfkopf auf die Stelle zu setzen. Doch Hippokrates beschränkte sich nicht nur darauf, die richtigen Stellen für die Schröpfköpfe herauszuarbeiten, er war auch der Erste, der eine umfangreiche Theorie zur Wirkung dieser Therapie erstellte.

In der römischen Medizin wurde Schröpfen auch bei Epilepsie empfohlen. Bemerkenswert ist, dass auch einige der heutigen Schröpfärzte wieder Schröpfköpfe auf den Nacken von Epileptikern setzen – oft mit großem Erfolg. Die Selbstanwendung ist sicherlich angebracht. Sie kann problemlos und ohne Risiko versucht werden.

Schröpfen zu Zeiten der Römer

Auch den Römern war das Schröpfen bekannt. Der bedeutendste medizinische Autor dieser Zeit war Aulus Cornelius Celsus (30 v. Chr.–38 n. Chr.). Er verfasste ein achtbändiges Werk mit dem Titel »De Medicina« (Über die Medizin), das bis heute erhalten geblieben ist. Einer der Schwerpunkte in diesem Werk ist das Schröpfen. Es wurde von Celsus empfohlen, »Blut zu entziehen, wenn überhaupt irgendwo im Organismus etwas Gefährliches vorgeht.«

Von heutigen Vorstellungen weit entfernt

Von einer ganzheitlichen Sichtweise des Schröpfens, wie sie bei den Chinesen üblich ist und wie sie auch heute wieder mehr in den Vordergrund rückt, war der römische Medizingelehrte jedoch noch weit entfernt. Für ihn stand fest: »Man gebraucht Schröpfköpfe dort, wo der Fehler nicht im ganzen Körper, sondern in irgendeinem Teil desselben steckt.« Dennoch stand für Celsus fest, dass die Schröpfköpfe bei zahlreichen, unterschiedlichen Erkrankungen eingesetzt werden konnten. So nannte er als Indikationen Fieber, Lungenentzündungen, Augenerkrankungen, Mandelentzündungen, Wundinfektionen, Ischiasbeschwerden, Blähungen und Darmentzündungen.

Galen war neben Hippokrates der bedeutendste Arzt der Antike. Er war Arzt der römischen Aristokratie und des Kaisers Marc Aurel.

Heilkundler der Antike

Der größte Anhänger des Schröpfens der römischen Antike ist jedoch der Arzt Claudius Galenus (130–201 n. Chr.), auch Galen genannt. Neben Hippokrates war er einer der bedeutendsten Ärzte. Im Unterschied zu Celsus stand für ihn fest, dass Schröpfen nicht nur auf eine lokale Wirkung beschränkt ist, sondern auch auf entfernte Körperregionen wirkt. So empfahl er z. B., Schröpfköpfe über und unter die weiblichen Brüste zu setzen, um Infektionen in der Scheide und auch Nasenbluten zu bekämpfen. Heutige Schröpfärzte würden diese Anwendungen allerdings nicht unbedingt unterschreiben. (Ihnen stehen moderne Schröpfmaterialien z. B. für den Intimbereich zur Verfügung.) Mit Galen sind sie sich jedoch darüber einig, dass Schröpfköpfe nicht nur dort wirken, wo sie aufgesetzt werden, sondern auch an anderen Bereichen des Körpers, die weit von der behandelten Stelle entfernt liegen.

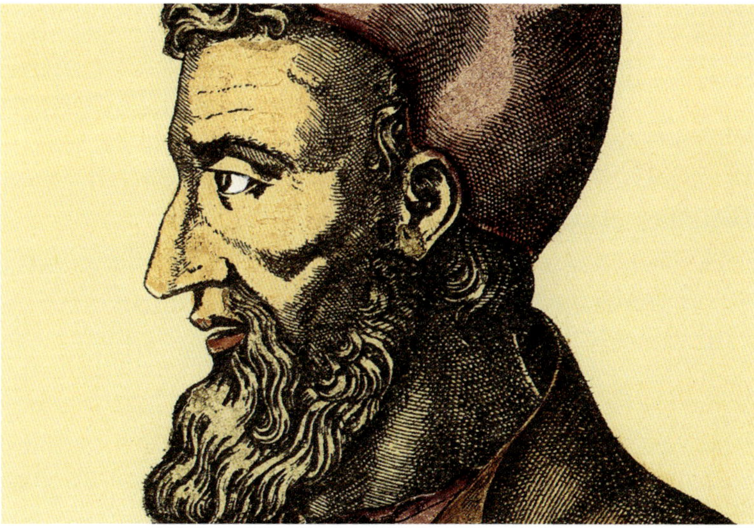

Der antike Arzt Galen fasste das damalige Heilwissen in einem einheitlichen System zusammen, das das gesamte Mittelalter hindurch bis in die Neuzeit hinein nahezu absolute Gültigkeit besaß.

Schröpfen in der TCM

Es ist nicht bekannt, wie lange das Schröpfen in der traditionellen chinesischen Medizin (TCM) verankert ist. Das erste schriftliche Zeugnis erschien jedenfalls zu Zeiten der Tang-Dynastie, etwa 280 n. Chr. Hier berichtet der chinesische Arzt Wang Tayr in einem Buch namens »Wai Tai Mich Yao« über die Möglichkeit des Schröpfens. Er empfahl, Bambusglocken auf die Haut zu setzen und damit Blut aus der Haut zu ziehen, um auf diese Weise Gifte aus dem Körper abzuleiten. Bemerkenswert dabei ist allerdings, dass auch heute wieder einige Schröpfärzte damit beginnen, mit Bambusglocken zu arbeiten.

Im Zentrum der chinesischen Schröpflehre stehen die beiden Begriffe »Yin« und »Yang«. Wichtig ist, dass diese beiden Kräfte im Gleichgewicht sind. Als ableitendes Verfahren besitzt das Schröpfen naturgemäß große Chancen, gezielt in dieses Gleichgewicht einzugreifen.

Angenehme Schröpfwerkzeuge

Schröpfköpfe aus Bambus saugen sich sehr gut an der Haut fest und speichern zudem die Körperwärme besser als Schröpfköpfe aus Glas oder Kunststoff. Außerdem ist ihr Volumen meist größer als das von Glasglocken, wodurch der Vakuumeffekt auf der Haut noch intensiver wird. Außerdem empfinden viele Menschen Holz auf der Haut als angenehmer und wärmer.
Hinzu kommt noch, dass man Bambusglocken auch mit bestimmten Lösungen (beispielsweise mit Medikamentenlösungen, Kräutertees oder auch mit ätherischen Ölen) tränken und dadurch zusätzliche therapeutische Effekte erzielen kann. Trotzdem sollte das Schröpfen mit Bambusköpfen nur durch einen qualifizierten Arzt ausgeübt werden. Im klassischen Schröpfen ungeschulte Patienten sollten besser auf moderne Schröpfapparaturen zurückgreifen.

Ein weiteres Zeugnis chinesischer Volksmedizin

Aus dem Jahr 1765 stammt das »Ben Tsao Gang Mu Chyr Yi« von Jiao Shyue Minn, einem chinesischen Arzt der Chang-Dynastie, aus dem schon recht klar hervorgeht, worum es beim Schröpfen eigentlich geht: »Erwärme mit einem brennenden Papier eine Tasse. Sie muss dann sofort auf die Haut des Patienten angesetzt werden, und zwar dort, wo man durch Schröpfen behandeln will. Bei Kopfschmerzen wird sie im Bereich von Schläfe und Nacken, bei Magenschmerzen am Oberbauch angesetzt. Die Wärme der Luft im Schröpfbecher verursacht ein Vakuum. Dadurch wird die Schröpfglocke auf der Haut festgesaugt. Der Patient fühlt Wärme, da das Blut zur Schröpfstelle hingezogen wird. Wenn sich der Becher abkühlt, lässt das Vakuum nach, und die Schröpfglocke löst sich von der Haut. Die Haut der Schröpfstelle wird jetzt rosig sein, manchmal ist sie auch etwas feucht – ein Zeichen dafür, dass Körperflüssigkeit und mit ihr Gifte aus dem Körper getreten sind.«

Einige Ausführungen zur Schröpftherapie des Mittelalters klingen aus heutiger Sicht befremdlich. So riet beispielsweise ein Arzt, bei Koma und Gehirnentzündung Schröpfköpfe vorn am Kopf anzusetzen, während ein anderer Arzt ausdrücklich davor warnte, weil dies »verblödet und die Sinne raubt«. Beide Anwendungen sind aus heutiger Sicht vollkommen unhaltbar.

Der ganze Mensch im Mittelpunkt

Es ist der arabische Arzt Abulcasis Abu l-kasim (939–1013), der beim Schröpfen erstmals auch ausdrücklich den ganzen Menschen in den Mittelpunkt stellte. Für ihn war das Aufsetzen der Schröpfköpfe also nicht nur eine lokale Anwendung oder eine Anwendung, die auch auf andere Körperregionen ausstrahlt, sondern eine Therapie, die den Menschen in seiner psychisch-körperlichen Ganzheit vollkommen beeinflusste.

Schröpfen – eine ganzheitliche Behandlungsmethode

Dementsprechend berücksichtigte er beim Schröpfen auch Dinge wie Persönlichkeit und Temperament des Kranken sowie die Tages- und Jahreszeit. Abu l-kasim setzte beispielsweise Schröpfköpfe auf den Rücken zwischen die Schulterblätter, wenn er einen Asthmakranken behandelte; er bevorzugte diese Stellen aber auch bei »vollblütigen und genusssüchtigen Patienten« mit einem Zuviel an Körpersäften. Bei Zahnfleisch-, Mundhöhlen- und Mandelentzündungen wurden kleine Schröpfköpfe ans Kinn gesetzt, über Kreuz- und Steißbein bzw. seitlich des Afters wurde geschröpft, wenn der Patient/die Patientin unter Darmblutungen, Hodenentzündungen oder unter verstärkten Monatsblutungen bzw. Hämorrhoiden litt.

Das Mittelalter – der Mond spielt mit

Im 13. Jahrhundert wurden die Anweisungen zum Schröpfen immer weiter verfeinert. Im »Chirurgia Tractat«, einem damaligen Standardwerk der französischen Chirurgie, finden sich detaillierte Regeln über die richtige Anwendung des Schröpfens; darunter auch Regeln, in denen die besten Zeiten für die Schröpftherapie festgelegt wurden. So sollte beispielsweise bei Südwind und Nebel nicht geschröpft werden, dafür aber bei Vollmond und zur dritten Tagesstunde.

Als moderner Mensch sollte man sich davor hüten, diese Ratschläge als mittelalterliche Märchen abzutun. Denn bei Nebel zieht der Körper nachgewiesenermaßen das Blut aus seinen peripheren Zonen ab, so dass eine ableitende Therapie hier nur wenig Chancen hätte. Bei Vollmond hingegen zeigen pflanzliche und tierische Organismen eine starke Neigung, Körpersäfte in die Peripherie zu pumpen, was dann wiederum das ableitende Schröpfen unterstützt. Und dass wir je nach Tageszeit ganz unterschiedlich auf Medikamente und auf medizinische Behandlungen reagieren, gehört heute ebenso zu den bewiesenen Tatsachen.

Von Paracelsus stammt der Satz: »Wo die Natur einen Schmerz erzeugt, da hat sie schädliche Stoffe angehäuft und will sie ausleeren. Ist die Natur nicht imstande, diesen Vorsatz selbst auszuführen, muss der Arzt eine künstliche Öffnung direkt an der kranken Stelle machen und so Schmerz und Krankheit rasch heilen.« Eine Leitidee, die auch heute noch für die Schröpftherapie gilt.

Die sieben Ziele des Schröpfens

Die heilkundlichen Autoren der damaligen Zeit sahen im Schröpfen vor allem die folgenden Ziele:

- Entleerung von krank machenden Säften und Giften
- Fiebersenkung
- Schmerzlinderung
- Anregung der Selbstheilungskräfte des Körpers
- Umleitung von Körpersäften an die Körperoberfläche
- Überleitung einer Schwellung vom Inneren des Körpers an die Oberfläche und das damit verbundene Abklingen der Beschwerden
- Überleitung einer Schwellung von einem »edlen« Organ auf ein »nicht edles« Organ (ersichtlich an der Hautfärbung)

Mit Ausnahme des letzten Punkts würden diese Ziele auch von heutigen Schröpfkopfanwendern bestätigt werden.

Weitere Tipps aus dem »Chirurgia Tractat«

- Ein Kind sollte nicht vor dem zweiten Lebensjahr geschröpft werden, wenn es von schwacher Konstitution ist. Ansonsten ist aber das Schröpfen gerade bei schwächlichen Naturen ein Mittel der ersten Wahl, um den Körper wieder zu stärken.
- Das Schröpfen sollte stets vor den Mahlzeiten stattfinden.
- Die Haut muss vorher gewaschen und eingeölt werden, störende Haare werden abrasiert.

Unter den Ärzten des Mittelalters waren es vor allem die Chirurgen, die sich mit dem Schröpfen beschäftigten, denn sie waren es gewohnt, mit Wunden und Blut umzugehen – heute ist es in in jeder chirurgischen Abteilung Standard, mit Vakuumpumpen Sekrete abzusaugen.

Das 16. Jahrhundert – Ziele festlegen

Zwischen dem 13. und 16. Jahrhundert waren es vor allem Bader und Hebammen, die das Schröpfen beherrschten, unter den Ärzten waren es lediglich einige Chirurgen. Ansonsten stand es bei den Medizinern der damaligen Zeit eher in schlechtem Ruf. Der berühmte Arzt und Naturforscher Paracelsus (1493–1541) beispielsweise ließ an der Schröpftherapie kein gutes Haar. Diese Ablehnung entsprang jedoch nicht der Skepsis ausgebildeter Naturwissenschaftler, sondern vielmehr dem Standesdünkel einer allzu selbstbewussten Ärzteschaft. Die Mediziner der damaligen Zeit waren sich einfach zu fein, um sich mit der (damals noch in erster Linie blutigen) Kunst des Schröpfens genauer zu beschäftigen.

Der Düsseldorfer Arzt Fabricius Hildanus verwendete die Schröpfköpfe Ende des 16. Jahrhunderts erstmals zur Behandlung von Muskelverletzungen. Eine Anwendung, die aus heutiger Sicht nur bekräftigt werden kann. Gerade bei Muskelkater und -verhärtung zählt sie sicherlich zu den Mitteln der ersten Wahl.

Langsame Anerkennung der »modernen« Medizin

Im 16. Jahrhundert sollte sich das jedoch schlagartig ändern. Dies hatte einerseits damit zu tun, dass man sich wieder verstärkt hin zum Medizinwissen der Antike orientierte, wo das Schröpfen zum Standardrepertoire gehörte, andererseits aber auch damit, dass man erkannte, dass die Medizin nun einmal auch ein blutiges Handwerk sein konnte – und nicht nur hohe akademische Kunst. In der Folge stieg nicht nur die Chirurgie im Ansehen deutlich, sondern auch die Schröpfkopftherapie.

Christoph Wilhelm Hufeland

Zu Beginn des 19. Jahrhunderts geriet die Medizin immer mehr in den Bann der Pharmazie. Man vertraute verstärkt auf die chemische Kraft von Medikamenten. Dabei geriet die Schröpftherapie wieder in den Hintergrund. Ein Höhepunkt sollte dem Schröpfen jedoch auch in dieser Zeit noch widerfahren, nämlich in Gestalt des deutschen Arztes Christoph Wilhelm Hufeland (1762–1836). Er wendete die Schröpfköpfe bei allen »sthenischen Zuständen« an, also dann, wenn die Natur in ihrem Heilungsbestreben über das Ziel hinausschießt. »Das Schröpfen«, so argumentierte er, »wirkt antisthenisch, also schwächend auf die örtliche Reaktion, regulierend auf die Blutmenge in den Kapillaren, beruhigend, und es begünstigt die Hautatmung.« Es eignet sich dadurch besonders zur Behandlung akuter und schmerzhafter Entzündungsreaktionen.

Christoph Wilhelm Hufeland schröpfte auch jene Patienten erfolgreich, die an schwer lokalisierbaren Entzündungen und Schmerzen litten. Er kannte zu dieser Zeit den Begriff »Fibromyalgie« noch nicht – aus heutiger Sicht muss vermutet werden, dass es sich bei diesen Patienten oft um Fibromyalgiekranke gehandelt haben könnte.

Mit aller Kraft

Dieses Modell von Hufeland besticht durch seine zwingende Logik. Man stelle sich dazu nur eine einfache Entzündung vor, wie beispielsweise einen großen blauen Fleck, einen so genannten Pferdekuss im Oberschenkel. Derartige Verletzungen schmerzen bekanntlich sehr stark. Nach Hufeland sind sie deshalb so schmerzhaft, weil der Körper bei seinem Bemühen, das geschädigte Gewebe zu reparieren, sthenisch reagiert, also überreagiert. So werden zu große Blutmengen in das geschädigte Gebiet geführt, wodurch Wasser aus den Blutgefäßen austritt und es somit zur schmerzhaften Schwellung kommt. Hier kann die Schröpftherapie korrigierend, also antisthenisch eingreifen.

Die Überreaktion des Körpers ausbalancieren

Das Vakuumglas sollte dazu allerdings nicht direkt auf der Verletzung, sondern neben ihr aufgesetzt werden. Auf diese Weise lenkt es gewissermaßen die überhöhte Aufmerksamkeit des Körpers auf die Verletzung ab. Das gereizte Gewebe am Pferdekuss beruhigt sich, der dortige

Blutandrang sowie Schwellung und Schmerzen lassen nach. Die Schröpfköpfe haben also durch ihren Unterdruck die überschießenden Heilreaktionen des Körpers unter Kontrolle gebracht und in schmerzfreie Bahnen gelenkt. Für Hufeland beschränkte sich die sthenische Funktion des Schröpfens jedoch nicht nur auf lokale Entzündungen, sondern auf den gesamten Menschen. So schröpfte er auch Patienten mit »Plethora«, eine damals übliche Bezeichnung für eine konstitutionelle Blutüberfüllung des Menschen, oder »entzündlicher Diathese«, ein früher üblicher Begriff für eine gesteigerte Anfälligkeit gegenüber entzündlichen Erkrankungen.

Wiederentdeckung – Bernhard Aschner

Bernhard Aschner (1883–1960) begann sein ärztliches und wissenschaftliches Wirken zu einer Zeit, als die Medizin hauptsächlich von Fortschritten auf dem Gebiet der Pharmazie und Chirurgie lebte. Naturheilverfahren spielten keine Rolle mehr, man hatte das feste Vertrauen darin, mit Hilfe moderner Techniken und Medikamente das Problem Krankheit in den Griff zu bekommen.

Aschner's Phenomenon

Aschner selbst begann seine Laufbahn zunächst als Forscher. In dieser Eigenschaft entdeckte er 1905, dass der Druck auf den Augapfel die Herzfrequenz verlangsamt – ein Phänomen, das sich auch heute noch als »Aschner's Phenomenon« in der Fachliteratur finden lässt und das man sich als Arzt konkret zunutze machen kann, um bestimmte Formen plötzlicher Herzrhythmusstörungen zu behandeln. Darüber hinaus forschte Aschner an den Hormonveränderungen, die sich bei einem Ausfall oder der Entfernung der Hirnanhangsdrüse (Epiphyse) einstellen. Mit seinen außerordentlichen Forschungsergebnissen war der gebürtige Wiener also alles andere als ein Außenseiter der medizinischen Szene. Er genoss einen beachtlichen Ruf als Wissenschaftler und später auch als praktischer Arzt.

Bernhard Aschner war nicht nur ein großer Forscher und praktischer Arzt, sondern auch derjenige, der die Werke von Paracelsus in die Sprache des 20. Jahrhunderts übersetzte. Angesichts des Umfangs der paracelsischen Schriften ist dies eine solch enorme Leistung, die eigentlich schon ganz allein zum Lebenswerk reicht.

Aschners Skepsis gegenüber der modernen Medizin

Bernhard Aschner emigrierte aufgrund seiner jüdischen Herkunft Ende der 1930er Jahre in die USA. Dort leitete er die Rheumaabteilung eines großen Krankenhauses und betrieb nebenbei noch eine eigene Praxis. Beide Tätigkeiten hatten als Grundlage Ableitungsverfahren, wie z. B. das Schröpfen.

Doch in seiner ärztlichen Tätigkeit erwachten dann schwere Zweifel an der Schulmedizin. Ihn störte deren Organbezogenheit und die damit verbundene Ignoranz gegenüber dem Menschen in seiner Ganzheit. Ein genauer Blick in die Geschichte offenbarte ihm auch noch, dass die moderne Medizin tatsächlich in vielerlei Hinsicht weniger Erfolge zeigte als jene Behandlungsmethoden, die in früheren Zeiten üblich gewesen waren. Vor allem die alte Säftelehre und ihre ausleitenden Methoden wie Aderlass, Brechverfahren und Schröpftherapie waren es seiner Ansicht nach wert, als Alternative neben der modernen Medizin auch weiterhin gewürdigt zu werden.

Verbindung von Alt und Neu

Aschner versuchte nun, die alten Heillehren mit seinem Wissen als ausgebildeter Wissenschaftler zu einer Einheit zu verbinden. Er entwickelte die so genannte Konstitutionslehre. Unter Konstitution verstand er einen durch äußere Merkmale gekennzeichneten Typus mit der Neigung zu bestimmten Erkrankungen und Reaktionsweisen.

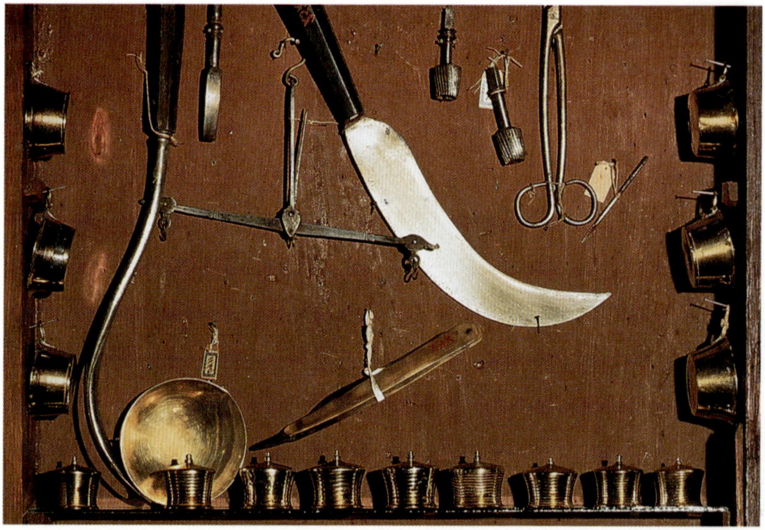

Die früher gebräuchlichen Gerätschaften für Aderlass und Schröpfen wirken aus heutiger Sicht eher unheimlich. Wenn auch das Prinzip des Schröpfens das gleiche geblieben ist, stehen uns jetzt natürlich zeitgemäße Utensilien zur Verfügung.

Demzufolge kann Medizin nur dann erfolgreich sein, wenn sie sich als Konstitutionstherapie versteht, wenn sie also die unterschiedlichen Typen in ihrer Behandlung berücksichtigt. So sollten Pykniker, Menschen, die zu Fettleibigkeit und kräftigem Körperbau neigen, mit kühlendem Glaubersalz abführen, Astheniker hingegen, schmächtige, dünne Menschen, die häufig frieren, sollten mit wärmenden Sennesblättern ihren Körper von innen heraus reinigen.

Die Lehre vom Verderbnis der Säfte

Grundlage der Konstitutionstherapie ist die Dyskrasie. Die alten Ärzte verstanden darunter das »Verderbnis der Säfte«, und Aschner war der Meinung, diese Theorie hätte auch noch immer ihre Berechtigung. So stand für ihn fest, dass die Dyskrasie, also die fehlerhafte Beschaffenheit der Körpersäfte, verantwortlich sei für viele Krankheiten, wie z. B. für Tuberkulose, Skrofulose (Haut- und Lymphknotenerkrankung), Leberleiden, Übergewicht, Diabetes mellitus, Blutarmut sowie für Menstruations- und Wechseljahrebeschwerden.

Auch heute noch altbewährt bei Wechseljahrebeschwerden ist eine Kur mit Salbei und Johanniskraut. Am Vormittag trinkt man eine Tasse Salbeitee, am Nachmittag eine Tasse Johanniskrauttee. Diese Kur eignet sich auch sehr gut als Begleitmaßnahme der Schröpftherapie.

Ableitungsmaßnahme bei Wechseljahrebeschwerden

Die für das Klimakterium typischen Hitzewallungen und Nachtschweißattacken interpretierte Aschner beispielsweise als das Bemühen des Körpers, eine Ableitungsalternative zu den verlorenen Regelblutungen zu finden: Der Entgiftungsweg über die Monatsblutung ist versiegt, also versucht der Körper, über Hitze und Schweiß zu entsorgen. Nach Aschner besteht die einzige Lösung dieses Problems darin, dass man dem Organismus andere Ableitungskanäle verschafft – und eine der wirkungsvollsten Ableitungsmaßnahmen ist das Schröpfen. Ob es allerdings blutig, also mit dem Anritzen der Haut, oder aber trocken erfolgt, hängt letzten Endes wieder von der Konstitution der Patientin ab. Das trockene Schröpfen eignet sich vor allem für schlankere Patientinnen mit Neigung zu Blässe, Blutarmut und chronischer Müdigkeit. Das blutige Schröpfen oder auch der Aderlass kann vollblutigen, übergewichtigen Frauen helfen.

Was die Säftelehre heute für uns bedeutet

Es ist Aschners großes Verdienst, der alten Säftelehre mitsamt ihren Ausleitungsverfahren wieder zu mehr Geltung verholfen zu haben. Die meisten wissenschaftlich orientierten Mediziner stehen ihr jedoch nach wie vor skeptisch gegenüber. Sie vermissen bei ihr die physiologischen und anatomischen Grundlagen. Der Begriff der Säfte ist ihnen zu unbestimmt, insofern ja auch die Anhänger der Säftelehre ihn nicht unbedingt mit bekannten Körperflüssigkeiten wie Blut oder Lymphe gleichsetzen wollen.

Der Bekanntheitsgrad der Schröpftherapie wächst in jüngerer Zeit vor allem im Zusammenhang mit der traditionellen chinesischen Medizin (TCM), in der das Schröpfen fest etabliert ist.

Positive Erfahrungen

Es verhält sich hier ähnlich wie bei der Entschlackungskur. Deren Anhänger verzichten darauf, den Begriff der Schlacken mit chemisch konkretem Material zu füllen – Wissenschaftler betrachten daher auch Entschlackungskuren eher mit Skepsis. Es muss jedoch betont werden, dass sich die Säftelehre und ihre Ausleitungsverfahren nicht unbedingt mit wissenschaftlichen Kriterien messen lassen müssen. Denn für sie spricht ihre uralte Tradition und die zahllosen positiven Erfahrungen, die mit ihnen gemacht wurden. Die wissenschaftliche Medizin hingegen hat unter den Heilverfahren in punkto Erfahrungsschatz deutlich weniger zu bieten.

Die psychische Wirkung der Säftelehre

Darüber hinaus ist von der Schröpftherapie bekannt, dass sie durchaus die Lymphbewegung und auch den Blutfluss verbessert (siehe dazu Seite 26ff., »Die medizinischen Wirkungen«). Das Schröpfen, ursprünglich aus der Säftelehre geboren, hat im Lauf seiner Geschichte zahlreiche Fakten sammeln können, die auch auf konkrete physiologische Hintergründe der Säftelehre hinweisen. Schließlich ist die Vorstellung, dass der kranke Körper von krank machenden Säften befreit werden muss, von entwicklungsgeschichtlich uralter, geradezu archaischer Herkunft (Aderlass und Schröpfen wurden schon vor vielen Jahrtausenden angewendet). Und die Psychoanalyse weiß, dass all das, woran die Menschheit in ihrer Urgeschichte glaubte, auch noch im Denken und Handeln des heutigen Menschen – wenn auch oft unbewusst – eine Rolle spielt. Tief in unserem Inneren sind wir nach wie vor davon überzeugt, dass in einem gesunden Körper ein harmonischer Säftefluss vorherrscht, während der kranke Körper von krank machenden Säften befreit werden muss. Und solange dieser Glaube vorherrscht, werden ableitende Verfahren wie das Schröpfen allein durch ihre psychische Wirkung einen therapeutischen Sinn haben.

Wichtig
Beim klassischen Schröpfen soll nicht der Schröpfkopf selbst, sondern nur die Luft in ihm erhitzt werden.

Schröpftherapie heute

Immer mehr Menschen wenden sich heutzutage Naturheilverfahren zu, und so rückt auch die Schröpftherapie als nebenwirkungsarme Methode immer stärker in das Bewusstsein. Dabei kennen sehr viele Menschen das Schröpfen, doch selbst angewendet haben es die meisten noch nicht.

Ein erwachender Trend

Es bleibt die Frage, warum sich bislang nur wenige Patienten zum Schröpfen durchringen konnten. Die traditionelle Therapie gilt in den Augen der meisten Patienten wohl als wirkungsvoll und risikoarm, doch richtig vertrauen würde man ihr nur in den Händen eines Arztes – der Anwendung zu Hause hingegen steht man eher skeptisch gegenüber. Es gibt aber nur sehr wenige Ärzte, die sich auf diese alte Heilkunst verstehen – unter Medizinern boomen derzeit Akupunktur, Manualtherapie (Chiropraktik) und Homöopathie. Folglich müsste man das Schröpfen selbst zu Hause durchführen, doch genau das trauen sich die meisten Menschen nicht zu. In Bezug auf die klassische Tradition des Schröpfens haben sie damit wahrscheinlich sogar Recht, denn die Handhabung der erhitzten Gläser, die ja zum Teil in großer Anzahl auf die Haut gesetzt werden, ist nicht einfach und erfordert viel Kenntnis und Geschick.

Ständige Entwicklung

Doch der technische Fortschritt hat auch vor dem Schröpfen nicht Halt gemacht. Mittlerweile sind hochwertige Schröpfapparaturen aus Glas und Kunststoff auf dem Markt, die sich besser an die Unebenmäßigkeiten des Körpers anpassen können, so dass es überflüssig geworden ist, den Körper mit einer ganzen Batterie von Gläsern »zuzupflastern«. Der Unterdruck wird bei ihnen mit einer leicht zu handhabenden Scherenpumpe erzeugt. Das Aufsetzen und Erhitzen zahlreicher Gläser entfällt, und damit wird das Schröpfen auch zu einer Therapie für zu Hause.

Beim Hitzeschröpfen muss der Anwender sehr geschickt sein – und selbst diese Geschicklichkeit erspart ihm nicht, dass der Unterdruck in den erhitzten Gläsern recht schnell nachlässt und nicht mehr ohne Absetzen des Glases erneuert werden kann.

Schröpfen »klassisch«

Bei der klassischen Schröpftherapie wird die Luft in den Schröpfgläsern mittels einer Flamme erhitzt. Auf diese Weise verdünnt sich die Luft, und es entsteht der gewünschte Unterdruck. Dann werden die Gläser auf die vorgesehenen Körperstellen gesetzt, wo durch das Vakuum der Saugeffekt auf die Haut ausgeübt und dabei das Gewebe in die Schröpfglocke hineingezogen wird. Es entsteht Spannung. Durch diese Spannung werden Schmerz-, Druck- und auch Temperaturrezeptoren angesprochen sowie der Blut- und Lymphfluss angeregt, wodurch Nährstoffe und auch Sauerstoff in die entsprechenden Körperpartien transportiert werden.

Notwendige »klassische« Schröpfutensilien

- Ein Wattebausch, der z. B. mit einer chirurgischen Klemme gehalten wird
- Spiritus
- Feuerzeug
- Spiritus- oder Bunsenbrenner
- Verschiedene, unterschiedlich große Schröpfgläser
- Ein Gefäß mit Wasser

Das Verfahren

▶ Tauchen Sie die an der Klemme befestigte Watte in die Spiritusflasche, bis sie sich mit dem Brennstoff vollgesogen hat. Drücken Sie sie am Flaschenhals leicht aus, damit später keine Spiritustropfen aus dem Wattebausch heraustropfen.
▶ Zünden Sie den Wattebausch an.
▶ Führen Sie die brennende Watte mit der Klemme in den – mit der Öffnung nach unten gehaltenen – Schröpfkopf ein, und belassen Sie die Watte ein bis zwei Sekunden lang darin. Dann ziehen Sie die brennende Watte heraus und setzen das Schröpfgefäß umgehend auf die gewünschte Hautzone.
▶ Löschen Sie die brennende Watte, oder erwärmen Sie damit das nächste Gefäß.
▶ Die Schröpfköpfe bleiben bei Erwachsenen 10 bis 15 Minuten, bei Kindern 5 bis 10 Minuten lang auf der Haut.

Praktischer Wert des klassischen Schröpfens

Das klassische Schröpfen hat seine Vorteile, es hat aber auch gewisse Nachteile. Zu den Vorzügen zählt sicherlich, dass durch den brennenden Wattebausch das erforderliche Vakuum von 700 Millibar mit recht großer Zuverlässigkeit erzeugt wird, jedenfalls mit größerer Zuverlässigkeit als bei Schröpfgeräten, in denen der Unterdruck mittels eines Gummisaugers erzeugt wird. Darüber hinaus übt die warme Luft einen zusätzlichen Reiz auf die Haut aus.
Zu den Nachteilen gehört jedoch, dass das Vakuum in den Gläsern sehr schnell einsetzt, dafür aber auch relativ schnell wieder nachlässt und dann nicht ohne weiteres erneuert werden kann. Denn dazu muss das Glas wieder entfernt und die Luft in ihm nochmals erhitzt werden – eine aus therapeutischer Sicht sicherlich unerwünschte Unterbrechung. Darüber hinaus kann selbst der geschickteste »Feuerkünstler« nicht alle Gläser gleichzeitig erhitzen, und dies bedeutet, dass er die Gläser hintereinander auf die Haut setzen muss. Und dies kann wiederum bei hoher Stückzahl der Gläser bedeuten, dass beim Setzen des

Beim Hitzeschröpfen gibt es beim Unterdruck in den Gläsern nur Veränderungen in eine Richtung, nämlich nach unten. Mit modernen Schröpfgeräten kann jedoch das Vakuum in den Gläsern in Intervallen spontan nach unten und nach oben variiert werden. Dadurch kann man beim Schröpfen eine erheblich breitere Reizpalette erzeugen.

letzten Glases das Vakuum im ersten Glas schon deutlich nachgelassen hat. Die Vakuumkraft kann also beim klassischen Schröpfen von Glas zu Glas stark variieren – ebenso ein Nebeneffekt, der nicht wünschenswert ist, denn er kann nicht kontrolliert werden.

Aufwändiges Verfahren

In der Handhabung birgt das klassische Schröpfen gleichfalls einige Tücken. So muss das Glas sehr nahe an der Haut des Patienten erhitzt werden, denn je länger der Weg des erhitzten Glases zur Haut ist, umso mehr Luft dringt in das Glas und vermindert dadurch das Vakuum. Da also der Weg zur Haut möglichst kurz gehalten werden muss, kann es schon mal zu der einen oder anderen Verbrennung kommen. Außerdem braucht man für diese Art des Schröpfens immer zwei Menschen, nämlich neben dem Patienten auch noch jemanden, der das Erhitzen durchführt und die Gläser aufsetzt.
Fazit: In der Praxis von professionellen Schröpftherapeuten mag das klassische Verfahren mit Hitze noch seinen Platz haben. Dem Selbstanwender bietet es jedoch bei großem Aufwand recht viele Fehlerquellen und zudem einige Risiken.

Die Saugwirkung, die bei Geräten mit Gummisauger erzeugt wird, liegt weit unter den therapeutisch erforderlichen 700 Millibar.

Schröpfen »modern«

Das Wiederaufleben der Naturheilverfahren in den vergangenen Jahren hat dazu geführt, dass man sich auch wieder verstärkt mit der Schröpftherapie auseinander setzte. Dabei hat sich herausgestellt, dass die klassische Hitzemethode nicht nur für den Laien, sondern auch für viele Ärzte schwer zu erlernen war und dadurch für bleibende Skepsis sorgte. Es mussten also Wege gefunden werden, das Schröpfen einfacher, handlicher und zuverlässiger zu machen. Erste Versuche mit Schröpfgeräten, an denen zur Vakuumerzeugung Gummisauger angeschlossen wurden, brachten wohl Fortschritte in der Handhabung, doch der therapeutische Erfolg blieb zweifelhaft, da auch durch diese Gummisauger nicht genug Unterdruck erzeugt werden konnte.

Stetige Weiterentwicklung der Geräte

Also ging man dazu über, das Vakuum mit stabilwandigen Pumpen aus Plastik zu erzeugen. Und tatsächlich wurden auf diese Weise die notwendigen Unterdruckwerte von 700 Millibar erzielt. Die Handhabung wurde dabei auch verbessert. Einige Hersteller verbanden ihre Gläser mit Vakuumerzeugern, die wie Fahrradpumpen arbeiteten. Der Nachteil daran war allerdings, dass ihre Betätigung mit nur einer Hand schwierig war – genau dies muss aber gewährleistet sein, da man mit der anderen Hand das Glas andrücken muss. Praktikabler sind daher so genannte Scherengriff-Vakuumpumpen. Genau wie bei einer Schere kann auch hier mit einer Hand gearbeitet werden, so dass mit der anderen der Schröpfkopf gehalten werden oder das Druckausgleichsventil am Verbindungsschlauch betätigt werden kann.

Beim Schröpfen muss darauf geachtet werden, dass das Hautsegment um die Schröpfglocke herum erheblich größer ist als die Glocke selbst, da die Haut aus dem Umfeld angesaugt wird.

Für jedes Körperteil einsetzbar

Auch bei den Schröpfköpfen wurden einige Weiterentwicklungen durchgeführt. Sie sind mittlerweile so konstruiert, dass sie auf den unterschiedlichsten Körperregionen aufgesetzt werden können. So gibt

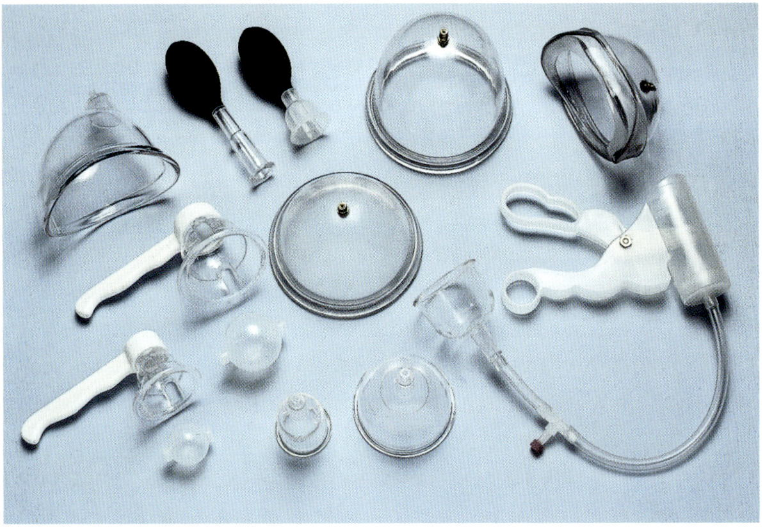

Die Gerätschaften der modernen Schröpftherapie bestehen aus Schröpfköpfen unterschiedlicher Größe, Verbindungsschlauch mit Druckausgleichsventil und einer Scherengriff-Vakuumpumpe. Die Bezugsadresse finden Sie auf Seite 94.

es mittlerweile spezielle Schröpfköpfe für die Behandlung von Prostatabeschwerden und Potenzschwäche sowie zur Vorbeugung von Brustkrebserkrankungen. Die besonders großen Saugschalen werden außerdem noch aus einem Material hergestellt, das bis zu einem gewissen Grad verformbar ist.

Moderne Schröpfkopfgeräte

Wenn traditionsreiche Heilmethoden wie die Schröpftherapie technische Neuerungen erfahren, werden naturgemäß auch immer kritische Stimmen laut. So wird oft die Frage gestellt, warum man an einem Verfahren, das sich schon seit Jahrtausenden bewährt hat, überhaupt irgendwelche Änderungen vornehmen sollte. In Bezug auf die Schröpftherapie fällt die Antwort jedoch leicht. So gehört das Schröpfen wohl zu den Heilmethoden, die im Lauf der Geschichte zahlreiche Erfolge feierten, doch davon, zu Hause im Selbstverfahren angewendet zu werden, blieb sie trotz allem weit entfernt.

Beim Schröpfen handelt es sich um eine Heilmethode, deren Wirkmechanismen mittlerweile gut abgeklärt sind. Ihr großer Vorteil liegt darin, dass sie dem Körper chemisch nichts Fremdes zumutet, sondern ihn auf sanfte Weise anleitet, seine Gesundheit wieder selbst unter Kontrolle zu bringen.

Eine Heilmethode für jedermann

Die Schröpftherapie blieb immer etwas Besonderes, das nicht jedermann zugängig war. Nicht nur die Patienten, auch die meisten Ärzte scheuten davor zurück, sie anzuwenden, weil sie ihnen zu aufwändig und in den Händen eines Laien zu wenig Effizienz zu bieten schien. Hier war es dann einfach an der Zeit, technische Neuerungen einzuführen – Neuerungen, die das Schröpfen für jeden zugänglich und dadurch wirklich zu einem Verfahren der Volksmedizin machten. Außerdem geht der Charakter des Naturheilverfahrens durch Scherengriff-Vakuumpumpen und biegsame Schröpfköpfe nicht verloren. Ein Heiltee bleibt ja auch noch ein pflanzliches Heilmittel, wenn man ihn per Teebeutel oder Kunststoffsieb zubereitet, anstatt ihn klassisch aufzubrühen und dann durch ein Leinentuch abzuseihen. Und ähnlich verhält es sich beim Schröpfen. Auch wenn man nicht mehr mit Spiritus, Watte und Feuer arbeitet, bleibt es dennoch ein ableitendes Verfahren der Naturheilkunde.

Vorteile der modernen Schröpfapparaturen

▶ Es entfällt der problematische und oftmals auch ein wenig riskante Umgang mit dem Feuer.
▶ Mit Hilfe der Scherengriff-Vakuumpumpe kann der Unterdruck in den Gläsern allmählich – und nicht abrupt wie beim klassischen Schröpfen mit Hitze – aufgebaut werden. Dadurch sinkt das Risiko vieler Hautirritationen.
▶ Der Anwender kann den Aufbau des Unterdrucks problemlos selbst steuern und ihn dadurch besser an seine eigene Erträglichkeitsschwelle heranführen.
▶ In den Schröpfgläsern lässt das Vakuum sehr schnell nach. Mit Hilfe der Scherengriff-Vakuumpumpe kann der Unterdruck aber jederzeit wieder aufgebaut werden, ohne dabei die Schröpftherapie unterbrechen zu müssen.
▶ Das Schröpfen kennt auch eine spezielle Form: die so genannte Schröpfkopfmassage. Dabei wird das Schröpfgefäß nicht statisch auf einer Position gehalten, sondern auf der Haut hin- und herbewegt. Dadurch entstehen immer wieder »Luftschlupflöcher« zwischen Gläserrand und Haut, wodurch der Unterdruck im Glas noch schneller als ohnehin nachlässt. Mit Hilfe der Scherengriff-Vakuumpumpe können hier die Vakuumschwankungen wirkungsvoll aufgefangen werden. Gerade in Bezug auf die Schröpfkopfmassage zeigt sich die moderne Schröpftechnik dem klassischen Verfahren weit überlegen.
▶ Die Handhabung des Schröpfens wird deutlich erleichtert. Eine Hand bedient die Scherengriff-Vakuumpumpe, die andere hält das Glas fest. Je nach Position der Gläser kann das Schröpfen dadurch sogar vom Patienten allein durchgeführt werden, ohne dass eine zweite Person helfen muss. (Beim klassischen Schröpfen mit Hitze ist immer eine zweite Person notwendig, die die Gläser erhitzt.)
▶ Längerfristig gesehen, sind moderne Schröpfgeräte wesentlich kostengünstiger als das klassische Schröpfen mit Hitze. Die Anschaffung der Ausrüstung kostet zwar am Anfang etwa dasselbe, doch dafür entfallen Folgeinvestitionen, beispielsweise für Watte oder auch für Brennspiritus.

Es gibt keine festgelegte Zeit, wie lange man schröpfen soll. Am wichtigsten ist es, sich immer auf sein eigenes Empfinden zu verlassen. Lieber zunächst kürzer schröpfen und die Behandlungszeit langsam steigern.

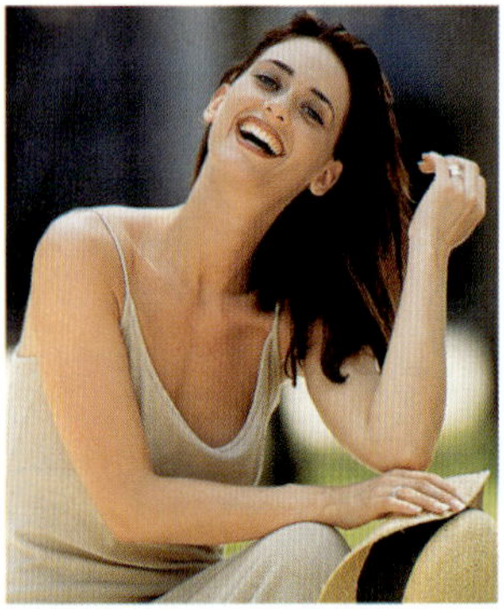

Schröpfen macht fit und vital.

Die medizinischen Wirkungen

Im Lauf der Geschichte wurde von Ärzten, die das Schröpfen als Heilmethode angewendet haben, immer wieder betont, dass sie das Hantieren mit Glas und Unterdruck nicht nur als lokale Anwendung verstehen, sondern als eine Therapie, die den ganzen Menschen anspricht. Das Schröpfen geht also weit über das hinaus, was wir als seine typischen Wirkungen – nämlich die eigentümlichen »Hautbeulen« und die oft daran anschließenden Hämatome (blaue Flecken) – sehen können. Sie beansprucht für sich, ein ganzheitliches Naturheilverfahren zu sein.

Weit reichende Wirkungen

Nun gibt es mittlerweile in der Naturheilkunde eine weite Palette an Verfahren, die den Menschen in seiner Ganzheit ansprechen wollen. Wissenschaftler tun sich mit ihnen naturgemäß schwer. Wenn die Reizung eines bestimmten Körperteils eine Wirkung weit entfernt von ihm oder sogar auf den gesamten Organismus erzeugen soll, reagieren sie in der Regel skeptisch.

Die Extravasate (austretende Flüssigkeiten aus Blut oder Lymphe) beim Schröpfen ähneln den Wirkungen, die durch eine Eigenbluttherapie hervorgerufen werden. Auch hier wird Blut zu einer eigentlich »blutfremden« Umgebung geführt, um die Selbstheilungskräfte des Körpers zu aktivieren.

Die Wirkung ist bewiesen

Mittlerweile ist es jedoch vor allem für die traditionsreichen Heilverfahren gelungen, diese Übertragungseffekte nachzuweisen. So fand man bei der Fußreflexzonenmassage mit Hilfe hochmoderner Messtechniken heraus, dass beispielsweise mit einer Reizung des Nierenareals auf der Fußsohle tatsächlich der Blutstrom in den Nieren verbessert wird. Und auch für die Schröpftherapie wurden eine ganze Reihe wissenschaftlicher Fakten dafür gefunden, dass sie weit mehr ist als nur die lokal begrenzte Reizung eines bestimmten Hautsegments.

Physiologische Wirkungen

Die Wirkung des Schröpfens beginnt mit dem Augenblick, in dem das Vakuumglas auf die Haut gesetzt wird. Haut und Bindegewebe werden an dieser Stelle eingesogen, und schon nach wenigen Sekunden zeigt sich eine Rötung, die im unmittelbaren Bereich außerhalb am Schröpfkopfrand verstärkt ist. Nach dem Absetzen des Glases bleibt die Rötung lange Zeit bestehen, oft bleibt auch ein Bluterguss zurück, und manchmal bilden sich auch Flüssigkeitsbläschen auf der Haut. All diese Vorgänge signalisieren, dass die Haut stark gereizt wurde und physiologische Veränderungen stattgefunden haben müssen.

Die Selbstheilungskräfte anregen

Die oben aufgelisteten Effekte werden als Extravasat bezeichnet: Durch den Unterdruck im Glas wurde das Blut in eine Umgebung gedrückt, in der es normalerweise nicht ist, nämlich in die Weichteile und Zwischengeweberäume. Dort wirkt es als Fremdkörper. Der Körper wird also alles unternehmen, um das Blut aus diesem Gebiet zu entfernen. Doch das ist nicht so einfach, denn vor dem Abtransport muss das Blut zerlegt werden, und diese Zerfallsprodukte beanspruchen wiederum das Immunsystem. Außerdem stellt der Abtransport von Stoffen aus einem an sich blutleeren Raum auch an das Transportsystem des Körpers hohe Anforderungen. Die Extravasate erfordern also vom Organismus regelrechte physiologische Spitzenleistungen.
Nach intensiver Anwendung lassen sich im Anschluss an das Schröpfen kleine Flüssigkeitsbläschen auf der Haut beobachten. Ähnliche Wirkungen kennt man auch von der Anwendung mit Senfmehlpackungen und Kantharidenpflastern. Die Bläschen sind ein sicheres Zeichen für die Zunahme von Globulinen im Blutserum. Diese Eiweißkörper sind zuständig für den Abtransport wasserunlöslicher Stoffe und spielen außerdem eine wichtige Rolle in der Immunabwehr und der Blutgerinnung. Ein Anstieg von Globulinen an einer bestimmten Körperstelle bedeutet, dass hier der Körper vermehrt Selbstheilungskräfte mobilisiert.

Durch den Unterdruck im Schröpfkopf wird ein starker Reiz gesetzt, der an der behandelten Stelle zu einer Verstärkung der Durchblutung und der Lymphbewegung, aber auch zu einer Steigerung der Juck- und Schmerzempfindlichkeit führt. Man sollte daher nach der Behandlung noch eine Weile warten, bevor man sich wieder ankleidet.

Kantharidin ist das Gift aus dem Blut von Weichkäferarten, vor allem von der Spanischen Fliege, das als Heil- und Anregungsmittel verwendet wird.

Verstärkte Histaminausschüttung

An den geschröpften Stellen kommt es zu einer verstärkten Ausschüttung von Histaminen. Diese zu den Aminen gehörende Substanz führt an Blutgefäßen mit einem Durchmesser von mehr als 80 Mikrometer zu einer Engstellung; kleinere Blutgefäße sowie die Herzkranzgefäße werden hingegen erweitert. Darüber hinaus schütten die Nebennieren durch Histamineinfluss vermehrt Katecholamine (z. B. Adrenalin) aus, um den Körper an die Stresssituation zu gewöhnen, die Durchlässigkeit der Zellmembranen wird gesteigert und damit der Stofftransport zwischen den Zellen verbessert. An den Atemwegen führen Histamine zu einer Engstellung, an den für die Schmerzwahrnehmung zuständigen Nervenenden zu einer erhöhten Empfindlichkeit.

Das Kantharidenpflaster erzeugt auf der Haut einen ähnlich intensiven Reiz wie das Schröpfen – allerdings wird hierbei der aggressive Stoff Kantharidin mit einem entsprechend hohen Nebenwirkungsrisiko verwendet.

Erweiterung der kleinen Blutgefäße

Schon einige Minuten unter dem Schröpfglas reichen aus, um das Hautgewebe stark zu röten. Dies ist ein sicheres Zeichen für eine – vor allem durch Histamine ausgelöste – Erweiterung der so genannten Kapillaren, der kleinsten Blutgefäße, die dafür sorgen, dass genügend Blut durch das Gewebe strömt.

Wärme

Im Zug der gesteigerten Durchblutung kommt es zu einer Erwärmung am geschröpften Hautgebiet. Es wird also gewissermaßen ein lokales Fieber erzeugt, mit dem Effekt, dass es für viele schädliche Bakterien ungemütlich wird. (Viele Bakterien können unter erhöhten Temperaturen nicht überleben.)

Aktivierung des Immunsystems

An der Schröpfstelle kommt es zu einer deutlichen Zunahme von Leukozyten (weiße Blutkörperchen) und eosinophilen Granulozyten (Fresszellen), die wichtige Funktionen im Immunsystem ausüben.

Hierdurch verbessert sich die Fähigkeit zur Abwehr von Krankheiten. Die Zahl der Leukozyten und eosinophilen Granulozyten verbessert sich beim Schröpfen bis zu 100 Prozent. Der Anstieg setzt etwa 15 Minuten nach der Schröpfbehandlung ein und hält etwa 24 Stunden an.

Veränderungen im Mineralienhaushalt

Beim Schröpfen zeigt sich eine Abnahme von Kalium und Phosphor, im Gegenzug dafür aber eine Zunahme an Kalzium. Das ist ein sicheres Zeichen dafür, dass sich die Durchlässigkeit der Zellwände geändert hat, um den Abtransport problematischer und giftiger Substanzen zu fördern.

Fitnesstraining für den Organismus

Offensichtlich werden also beim Schröpfen an der jeweiligen Hautstelle zahlreiche physiologische Prozesse aktiviert. Doch nicht alle diese Prozesse sind für unsere Gesundheit von Nutzen. Die starke Histaminfreisetzung kann unter Umständen zum Problem werden, da z. B. die Hautquaddeln von Urtikaria-(Nesselsucht-)Patienten oder die Asthmaanfälle von Hausstauballergikern vor allem durch Histamine ausgelöst werden. Und auch die verstärkte Globulinausschüttung kann zu Problemen führen, da ein Teil dieser Eiweiße die Gerinnungsneigung des Bluts und damit das Risiko von Gefäßverschlüssen erhöht.

Den Körper auf Höchstleistungen trimmen

Es bleibt die Frage, was es für einen Sinn machen kann, möglicherweise schädliche Reize auf den Organismus auszuüben. Der Körper wird dadurch auf ernsthafte Belastungen eingestimmt. Das Entscheidende der Schröpftherapie ist, dass sie Reize setzt, die einer starken Erkrankung ähnlich sind, in Wirklichkeit aber überhaupt keine Gefahr darstellen. Der Körper wird – vor allem was sein Immun- und Schadstoffabtransportsystem angeht – zu Höchstleistungen geführt, ohne

Die durch das Schröpfen freigesetzten Histamine erhöhen für kurze Zeit die Schmerzempfindlichkeit an der behandelten Stelle. Insgesamt zählt jedoch das Schröpfen zu den Therapien mit ausgesprochen schmerzlinderndem Effekt, vor allem bei Nervenentzündungen, Gelenkrheumatismus, Fibromyalgie und Spannungskopfschmerzen.

tatsächlich erkrankt zu sein. Dies ist ähnlich wie bei Sportlern, die sich im Training bis zur totalen Erschöpfung verausgaben, ihre tatsächliche Höchstleistung aber erst im Wettkampf erbringen. So ist es auch beim Schröpfen. Es macht den Körper fit für den Ernstfall einer Erkrankung, wenn seine Immun- und Transportkräfte also tatsächlich gebraucht werden. Das Schröpfen steht mit diesem Wirkprinzip natürlich nicht allein. Alle so genannten Umstimmungstherapien arbeiten nach diesem Muster, immunstärkende Heilpflanzen wie Thuja und Sonnenhut genauso wie eine heiße Sauna oder die kalten Wasseranwendungen nach Kneipp. Auch sie reizen das Immun- und Transportsystem des Körpers und trainieren ihn dabei so intensiv, dass Erkrankungen besser abgewehrt werden können.

Das Schröpfen zählt wie Urintherapie, Sauna und kneippsche Anwendungen zu den Umstimmungstherapien. Bei diesen Behandlungen geht es darum, durch intensive Reize den Körper abzuhärten und darauf einzustellen, gefährliche und krank machende Einflüsse abzuwehren.

Den Organismus antreiben

Vor diesem Hintergrund bekommen dann auch problematische Schröpfeffekte wie die erhöhte Freisetzung von Histaminen und Globulinen einen neuen Wert. Der Organismus wird nämlich trainiert, besser mit diesen Stoffen umzugehen. Nicht umsonst eignet sich die Schröpftherapie zur Behandlung von allergischen Hauterkrankungen und Blutflussstörungen, die im Zusammenhang mit diesen beiden Stoffen auftreten. Schon so mancher Urtikariapatient hat seine Erkrankung dadurch in den Griff bekommen, dass er seine Haut an einer gesunden Stelle schröpfte und so den Organismus auf den Umgang mit den hohen Histaminwerten einstimmte.

Abhärtung als erstes Ziel

Schröpfen fördert also die Selbstheilungskräfte des Körpers, und zwar im Sinn einer Abhärtung. Das Prinzip der Abhärtung kann jedoch nur funktionieren, wenn vom lokalen Punkt der Anwendung auch Effekte auf andere Organe oder sogar auf den ganzen Menschen ausgehen. Man kennt diesen Effekt z. B. vom kneippschen Wassertreten. Das kalte Wasser trainiert nicht nur die Blutgefäße in Füßen und Beinen, sondern über Reflexe auch die Blutgefäße in den Schleimhäuten der

Die Wirkungen des Parasympathikus

Der Parasympathikus wirkt anregend auf

- Die Verdauungstätigkeit von Magen und Darm
- Den Speichelfluss
- Den Appetit
- Die Entleerung der Harnblase
- Die Entleerung des Darms
- Die Schweißproduktion
- Den Aufbau einer Erektion
- Die Blutregeneration
- Die Durchblutung der Haut

Der Parasympathikus wirkt mäßigend auf

- Die Weite der Pupillen
- Die Herzschlagfrequenz
- Die Weite der Herzkranzgfäße
- Die Weite der Bronchialäste

Atemwege. Genau aus diesem Grund helfen Wassertreten und andere Kaltwasseranwendungen gegen Schnupfen, Husten und andere Atemwegserkrankungen. Und so verhält es sich auch beim Schröpfen. Das Vakuum des Schröpfkopfs wirkt nicht nur dort, wo es aufgesetzt wird, sondern auch an anderen Stellen.

Organismus und Körper erholen

Die Extravasate an den geschröpften Stellen ziehen eine regelrechte Kaskade physiologischer Veränderungen nach sich, die schließlich den ganzen Körper beeinflussen. So führen sie über die Reizung bestimmter Nervenbereiche zu einer verstärkten Freisetzung von Azetylcholin, einem Botenstoff, der anregend auf den Parasympathikus wirkt. Hierbei handelt es sich um einen Strang des autonomen (also vom Gehirn unabhängigen) Nervensystems, der vor allem unseren Körper auf Regeneration und Entspannung einstellt. Weil Schröpfen mit seinem Einfluss auf die Azetylcholinwerte den Parasympathikus anregt, können all die aufgelisteten Wirkungen auch bei der Schröpftherapie (im Rücken- und Schulterbereich) beobachtet werden. Schon

In unserem Stresszeitalter unterdrücken wir oft das Arbeiten unseres Parasympathikus, so dass unsere Regeneration zu kurz kommt. Erschöpfungszustände und Krankheiten sind die Folgen. Mit der Schröpftherapie im Rücken- und Schulterbereich kann man den Parasympathikus und damit auch unsere körperliche und geistige Regeneration mobilisieren.

nach der ersten Schröpfsitzung spüren viele Patienten, wie sich ihr Herzschlag verlangsamt, ihr Atem ruhig und ausgeglichen wird und sich trotz leichter Schweißbildung eine angenehme Wärme auf ihrer Haut einstellt. Oftmals beginnt es im Magen leicht zu rumoren – ein sicheres Zeichen dafür, dass der Parasympathikus auf Magen und Darm einwirkt und für eine optimale Verdauung sorgt.

Der Gegenspieler des Parasympathikus

Dem anregenden Einfluss des Schröpfens auf den Parasympathikus kommt gerade in heutiger Zeit eine wichtige Rolle zu. Denn in unserer von Stress und Hektik geprägten Zeit stehen wir meist unter dem Einfluss des Sympathikus, und der spielt – wie schon der Name vermuten lässt – in unserem autonomen Nervensystem den Gegenpart zum Parasympathikus. Seine Aufgabe besteht dementsprechend darin, uns in Aktionsbereitschaft zu setzen: Die Muskelspannung wird heraufgesetzt, Puls- und Atemfrequenz werden beschleunigt; im Gegensatz dazu wird alles zurückgefahren, was uns Regeneration verschaffen könnte, wie beispielsweise unsere Verdauung.

Auf die appetit- und verdauungsfördernde Wirkung des Schröpfens hat schon der römische Arzt Galen hingewiesen. Mit dem Einfluss des Schröpfens auf den Parasympathikus haben Wissenschaftler für diesen Effekt nun auch eine physiologische Basis gefunden.

Eine ausgleichende Funktion

Wer unter Stress steht, steht unter starkem Einfluss des Sympathikus, und wer häufig unter Stress steht, der steht sehr lange unter dem Einfluss dieses »Aktionsnervenstrangs« – oft zu lange. Wissenschaftler wissen schon seit langem, dass die Sympathikusüberbetonung für viele typische Erkrankungen unserer Zeit mitverantwortlich ist, vor allem für Asthma bronchiale, Kopfschmerzen, Verstopfung, Potenzschwäche und Muskelverspannungen.

Dem Schröpfen kann hier die Funktion eines ausgleichenden Korrektivs zukommen, denn es stärkt den Einfluss der Gegenseite, nämlich den Einfluss des Parasympathikus. Der Körper wird dadurch wieder mehr auf Entspannung und Erholung eingestellt. Wir tanken wieder Kraft, und mit dieser Kraft kommen wir dann auch wieder besser durch unseren Alltagsstress.

Die Headschen Zonen

Schon die Ärzte aus der Antike und dem Mittelalter beobachteten, dass mit Hilfe der Schröpftherapie nicht nur der Körper als Ganzes beeinflussbar ist, sondern auch gezielt andere, von der Schröpfstelle entfernte Organe behandelt werden können. Mit den so genannten Headschen Zonen haben diese Beobachtungen auch eine wissenschaftliche Grundlage gefunden. Der englische Neurologe Henry Head (1861–1940) entdeckte, dass viele innere Organe nach einem komplizierten Strickmuster mit der Körperoberfläche verbunden sind. Und dies bedeutet, dass sich Erkrankungen nicht nur an diesen Organen selbst, sondern an bestimmten Reflexzonen auf der Körperoberfläche spüren lassen.

Besonders deutlich wird dieses Prinzip am Beispiel des Herzinfarkts oder der Angina pectoris. Bei beiden Erkrankungen kommt es zu einer mehr (Herzinfarkt) oder weniger (Angina pectoris) dramatischen Mangeldurchblutung im Herzmuskel. Diese Mangeldurchblutung kann jedoch von unserem Gehirn nicht am unmittelbaren Ort des Geschehens registriert werden, weil das Herz nicht über entsprechende Sinneszellen bzw. Schmerzrezeptoren verfügt. Aus diesem Grund greift

Der traditionellen Medizin ist schon lange bekannt, dass man die Krankheiten von Organen günstig beeinflussen kann, indem man ihnen zugeordnete Reflexzonen behandelt. Dem Neurologen Henry Head war es jedoch vorbehalten, die wissenschaftlichen Grundlagen dazu zu schaffen.

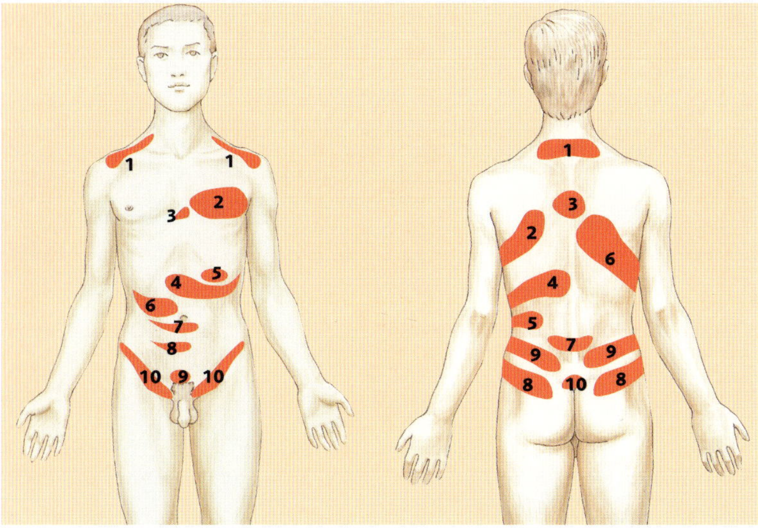

Headsche Zonen
1 Zwerchfell
2 Herz
3 Speiseröhre
4 Magen
5 Bauchspeicheldrüse
6 Leber/Gallenblase
7 Dünndarm
8 Dickdarm
9 Harnblase/Nieren
10 Geschlechtsorgane

der Körper zu einem Trick. Über ein komplexes Schaltsystem von Nervenfasern werden Impulse des erkrankten Organs zu bestimmten Segmenten der Haut gesendet, an denen genug Schmerzrezeptoren sitzen, um unserem Körper ein Warnsignal geben zu können. Diese Segmente liegen jedoch nicht direkt über dem Herz, sondern links oberhalb davon. Wir spüren die Angina pectoris oder den Herzinfarkt als Schmerz, der vom linken, oberen Brustkorb bis zur Schulter und mitunter bis in den Arm ausstrahlt. Der Bereich direkt über dem Herz kann hingegen völlig schmerzfrei sein.

Bekannter als die Headschen Zonen sind sicherlich die Reflexzonen an den Füßen. Sie werden jedoch aufgrund ihrer geringen Ausdehnung nur in wenigen Ausnahmefällen geschröpft.

Schröpfen an bestimmten Segmenten

Head fand heraus, dass den meisten unserer inneren Organe bestimmte Zonen zugeordnet sind, die zum Teil weit entfernt voneinander liegen können. Es ist unwichtig, wie weit diese Zonen vom Krankheitsherd entfernt sind – sie lassen uns spüren, wenn das ihnen zugeordnete Organ erkrankt. So fühlen wir eine Zwerchfellentzündung direkt oberhalb des Schlüsselbeins oder mitten auf dem Nackenmuskel, und die Reflexzonen für die Geschlechtsorgane liegen in den Leisten und auf einem Beckengürtel, der sich quer über den Rücken zieht. Die Schröpftherapie macht sich nun das Wissen um die Headschen Segmente auf zweierlei Weise zunutze:

- Sie ist eine Hilfe zur Diagnostik. Man kann also von dem Schmerz an einem Hautsegment auf die Krankheit des zugeordneten Organs schließen. Dadurch wird allerdings nur ein Hinweis gegeben, wo eine Störung vorliegt, nicht aber, um welche Erkrankung es sich genau handelt. Die Untersuchung durch einen Arzt ist daher unbedingt notwendig.
- Sie ist eine Hilfe zur Therapie. Man versucht also, durch das Behandeln eines Körpersegments Einfluss auf jeweils zugeordnete Organe zu nehmen.

Das Schröpfen an den Headschen Zonen bildet sicherlich eine wesentliche Stütze der Schröpftherapie, die jedoch auch noch viele weitere Behandlungspunkte kennt. Einige davon orientieren sich beispielsweise an der chinesischen Akupunktur.

Dem eigenen Gefühl vertrauen

Darüber hinaus gibt es für den Anwender noch zwei weitere Kriterien dafür, wo er seine Schröpfköpfe ansetzen sollte. Das eine Kriterium ist einfach der Schmerz. Das Schröpfglas sollte also vor allem bei orthopädischen Erkrankungen einfach dort aufgesetzt werden, wo der intensivste Schmerzpunkt liegt. Das andere Kriterium ist die Verfärbung der Haut unmittelbar nach dem Absetzen des Schröpfens. Zeigt sie eine dunkle, ins Bläuliche gehende Verfärbung, weist dies auf sauerstoffarmes Blut und dementsprechend darauf hin, dass an dieser Stelle ein Störherd vorliegt. Ist die Haut hingegen rosa, so liegt dort keine Störung vor – es muss also nach einer neuen Schröpfstelle gesucht werden.
Es wäre aber ein Fehler, das Schröpfen ausschließlich auf die Headschen Segmente zu beschränken. Der Anfänger sollte sich am besten nach den konkreten Vorgaben im Praxisteil dieses Buchs orientieren.

Das Lymphsystem verrichtet seine Aufgaben absolut unauffällig. Wir nehmen es nur gelegentlich in Form von geschwollenen Lymphknoten zur Kenntnis, wenn wir einen Infekt haben. Mit Hilfe der Schröpftherapie können wir diesem oft so vernachlässigten Bereich unseres Körpers endlich einmal etwas Gutes tun.

Verbesserter Lymphfluss

Unser Körper wird nicht nur von Blutadern durchzogen, sondern auch von dem fein verzweigten Netz des Lymphsystems. In dessen Kanälen fließt eine hellgelbe Flüssigkeit, die Lymphe (aus dem Griechischen: »Lympha« = Quellwasser). Mit ihr haben wir einen weiteren Schlüssel für die umfassende Wirkung der Schröpftherapie.
Die Lymphe hat zwei Hauptaufgaben im Organismus:

- Sie sorgt für den Stoffaustausch zwischen dem Blut und jenen Zellen, die von den Blutgefäßen nicht erreicht werden können.
- Sie bringt spezielle Einheiten des Immunsystems – die Lymphozyten – dorthin, wo sie gebraucht werden.

Die Lymphe spielt also eine wichtige Rolle in der Versorgung unserer Körperzellen und im Arbeitsgefüge unseres Immunsystems. Je besser der Lymphfluss funktioniert, desto besser funktioniert auch unser Körper und umso besser ist er auch vor Infekten und anderen Krankheiten geschützt. Leider tun wir jedoch im Alltag nur wenig, um den Lymphfluss in Schwung zu bringen.

Bewegung tut Not

Einer der wichtigsten Faktoren für ein dynamisches Lymphsystem, nämlich die Bewegung, wird in der Regel vernachlässigt. Hinzu kommen oft auch noch falsche, ballaststoff- und vitaminarme Ernährung sowie Übergewicht. Lymphstauungen sind daher in der heutigen Zeit nichts Ungewöhnliches. Diesem Problem kann aber das Schröpfen entgegenwirken. Die Lymphflüssigkeit (Lymphe) entsteht durch Austritt von Blutplasma aus den Blutkapillaren. Je höher der Druck auf diese Gefäße ist, desto mehr Flüssigkeit tritt aus.
Beim Schröpfen wird nun der Druck in eben diesen Kapillaren deutlich erhöht, mit der Folge, dass mehr Lymphflüssigkeit austritt und damit der Lymphfluss in Bewegung kommt. Patienten, die bereits mehrere Schröpfsitzungen hinter sich haben, berichten immer wieder davon, dass sich ihr Allgemeinzustand und auch ihre Abwehrkräfte verbessert hätten. Hierbei spielt sicherlich auch eine Rolle, dass sich der Funktionszustand ihres Lymphsystems stabilisiert hat.

Das bekannteste Verfahren zur Mobilisation des Lymphsystems ist wohl die Lymphdrainage. Die Schröpftherapie kann zu dieser – doch recht anspruchsvollen – Massagetechnik aber eine echte Alternative sein.

Philosophische und psychologische Aspekte

Als vor vielen Jahrtausenden die ersten Menschen damit begannen, Schröpfköpfe auf die Haut zu setzen, hatten sie eine recht primitive Vorstellung davon, wie diese Therapie auf den Menschen wirken würde. Sie waren nämlich einfach davon überzeugt, dass der Körper bei einer Krankheit von giftigen Säften überschwemmt wird, die es mit Hilfe des Schröpfvakuums abzusaugen gilt.

Die ursprüngliche Vorstellung vom Ableiten

Im Lauf der Geschichte ist die theoretische Basis des Schröpfens noch um zahlreiche andere Aspekte bereichert worden. Doch das ändert nichts daran, dass die ursprüngliche Vorstellung vom Ableiten der krank machenden Säfte auch heute noch wirksam ist. Man denke nur an die Arthritis. Das Gelenk schwillt an, die Beweglichkeit wird durch den immensen Innendruck stark eingeschränkt. Wohl jeder, der diese Erfahrungen macht, stellt sich vor, wie schön es doch wäre, wenn man die Schwellung einfach absaugen könnte. An diesem Punkt kommt das Schröpfen zum Einsatz. Man setzt ein Schröpfglas auf das geschwollene Gelenk; mit Hilfe der Scherengriff-Vakuumpumpe wird an der betreffenden Stelle ein Unterdruck erzeugt, der das geschwollene Gewebe kräftig in das Glas hineinzieht. Als Kriterium für die Stärke des Unterdrucks gilt der Schmerz, der stets im erträglichen Rahmen bleiben sollte.

Schröpfen ist mehr als nur eine Methode zur Behandlung körperlicher Symptome. Es spricht auch die Seele an und darf daher für sich in Anspruch nehmen, zu den ganzheitlichen Therapien zu gehören.

Den Organismus entlasten

Jeder, der dann sieht, wie das Gewebe des erkrankten Gelenks in den Schröpfkopf hineindrängt, dem kommt der Gedanke, dass dabei die krank machenden Säfte sowie die Schmerzen und die Schwellung einfach abgesaugt werden. Aus moderner wissenschaftlicher Sicht wissen wir natürlich, dass dies nicht so ist. Wir wissen aber auch, dass an der geschröpften Stelle die körpereigenen Abtransportkräfte angeregt werden, dass also der Organismus selbst in die Lage versetzt wird, Entzündungsprozesse und Schmerzen abzubauen. Das geschwollene Gelenk wird tatsächlich entlastet, wenn auch nicht dadurch, dass man etwas aus ihm heraussaugt.

Eine stimulierende Idee

Für den Anwender ist natürlich die archaische Vorstellung vom Absaugen leichter nachzuvollziehen als der komplexe physiologische Prozess, der durch das Schröpfen angeregt wird. Und es soll auch weiterhin bei dieser Vorstellung bleiben, denn leicht nachvollziehbare Heilvorstellungen regen auch unsere Selbstheilungskräfte an. So erzielten amerikanische Wissenschaftler große Erfolge damit, dass man Patienten, die an Krebserkrankungen litten und die deshalb eine Strahlentherapie erhielten, mittels suggestiver Techniken dazu ermunterte, sich ihren Tumor als Frikadelle vorzustellen, der unter dem Beschuss von winzig kleinen, energiegeladenen Teilchen immer kleiner wird. Natürlich hat dieses Bild nichts mit der Realität zu tun. Doch es überzeugt – gerade weil es so einfach ist – den entwicklungsgeschichtlich urtümlichen Bereich unseres Gehirns (den so genannten Subcortex), und der wiederum aktiviert durch seinen engen Kontakt zum Immunsystem unsere Selbstheilungskräfte. Dementsprechend war die Erfolgsquote bei den Krebspatienten, die sich neben der Strahlentherapie auch auf diese Suggestion einließen, deutlich höher als bei jenen, die lediglich bestrahlt wurden.

Unser Immunsystem steht in engem Kontakt mit urtümlichen Bereichen unseres Gehirns. Mit Hilfe des Schröpfens werden diese Bereiche angesprochen und damit die Selbstheilungskräfte gestärkt.

Auch Einbildung kann helfen

Man sollte also bei der Vorstellung vom Absaugen schädlicher Säfte aus dem Gewebe bleiben, wenn man die Schröpfköpfe auf die Haut setzt, denn man erzielt dadurch einen zusätzlichen psychosomatischen Effekt. Außerdem ist die Vorstellung vom Absaugen der krank machenden Säfte und der schmerzenden Schwellung nicht nur leicht nachvollziehbar, sie hat auch noch einen weiteren Vorteil: Sie beruht nämlich – im Unterschied etwa zur oben erwähnten Suggestion – auf einer Idee, die schon viele Jahre alt und dementsprechend tief in unserem Geist verankert ist.
Auch die Psychoanalyse weiß schon seit langem, dass archaische Vorstellungen überdurchschnittlich intensiv in uns wirken, selbst wenn wir sie nicht unbedingt bewusst wahrnehmen.

Geistig-körperliche Regeneration

Der psychische Einfluss der Schröpftherapie beschränkt sich jedoch nicht nur auf altertümliche Ideen, die ihr zugrunde liegen. Über den Botenstoff Azetylcholin wirkt sie – wie schon erwähnt – anregend auf den Parasympathikus und bekommt damit auch direkten physiologischen Einfluss auf unser Denken und Fühlen. Der Parasympathikus gehört zum autonomen Nervensystem, er zählt also eigentlich zu jenem Teil unseres Nervensystems, das meistens unbemerkt von unserem Bewusstsein arbeitet. So wirkt der Parasympathikus beispielsweise anregend auf die Verdauung und Hautdurchblutung und senkt außerdem Pulsschlag und Atemfrequenz. All das macht er absolut unauffällig, wir bekommen also von seiner Arbeit kaum etwas mit. Wir spüren in der Regel erst dann etwas, wenn er seine Arbeit verrichtet hat, wenn also beispielsweise das Herz bereits langsamer schlägt und die Atmung schon deutlich ruhiger geworden ist.

Entspannung und Ruhe verspüren

Doch diese physiologischen Veränderungen wiederum stellen für unsere Psyche eine enorme Einflussgröße dar, wie beispielsweise die Durchblutung der Haut. Eine wohlig warm durchflutete Haut sorgt dafür, dass wir uns psychisch, also auch im übertragenen Sinn, wohl in unserer Haut fühlen. Die Beruhigung der Atmung setzt ebenfalls Entspannungsprozesse in Gang, die sich auf den gesamten Körper erstrecken. Nicht umsonst gehört mittlerweile die Atemtherapie zu den festen Größen in der ganzheitlichen Behandlung von psychischen und psychosomatischen Leiden.

Schröpfen stellt unseren Körper auf Erholung und Entspannung ein. Dieser Effekt überträgt sich auch auf die Psyche, wobei diese Übertragung umso stärker ausfällt, je regelmäßiger und häufiger die Schröpftherapie wiederholt wird.

Neue Energie tanken

Jedes einzelne unserer Organe sendet permanent Signale an unser Gehirn, in dem dann diese Signale zu einer Empfindung zusammengesetzt werden, die wohl nicht direkt etwas mit dem ursprünglichen Signal zu tun haben muss, aber ansonsten eine starke Ähnlichkeit zu ihm besitzt. Wenn also der Parasympathikus unsere Organe auf Entspannung und Regeneration einstellt – denn das ist seine eigentliche Aufgabe –, werden auch in unserer Psyche Empfindungen von Regeneration und Entspannung ausgelöst. Mag sein, dass wir nicht direkt merken, wie sich unser Herzschlag allmählich verlangsamt und unsere Verdauung angeregt wird, doch indirekt spüren wir diese Veränderungen sehr wohl, nämlich dadurch, dass wir uns insgesamt entspannter fühlen und spüren, wie Körper und Seele im Begriff sind, wieder neue Lebenskräfte zu tanken.

Die traditionelle chinesische Medizin

Eine ausdrücklich philosophische Komponente erhält das Schröpfen schließlich in der traditionellen chinesischen Medizin (TCM). Hier wird das Schröpfen schon seit vielen Jahrhunderten mit großem Erfolg angewendet.

Schröpfen kann sowohl das Yin- als auch das Yang-Prinzip kräftigen. Es wirkt damit harmonisierend auf das Wechselspiel dieser beiden Urkräfte.

Die Grundvorstellungen der TCM

Zwei grundsätzliche Vorstellungen sind es, die das Denken der TCM beherrschen. Die erste kreist um Yin und Yang, den zwei Urkräften, die in jedem einzelnen Teil des Kosmos wirken, also auch in uns Menschen. Yin steht für das Prinzip von Materie und Beharrlichkeit, das die Dinge am liebsten im passiven »So-und-nicht-weiter-Zustand« einfrieren will. Yang steht hingegen für das Prinzip von Form und Dynamik, das die Dinge am liebsten fortwährend gestalten und im Fluss halten will. Sind beide Kräfte beim Menschen im Gleichgewicht, so ist er gesund. Geraten sie jedoch aus der Balance, dann wird er krank – und der Medizin obliegt dann gemäß traditioneller chinesischer Vorstellung, diese verloren gegangene Balance wiederherzustellen.

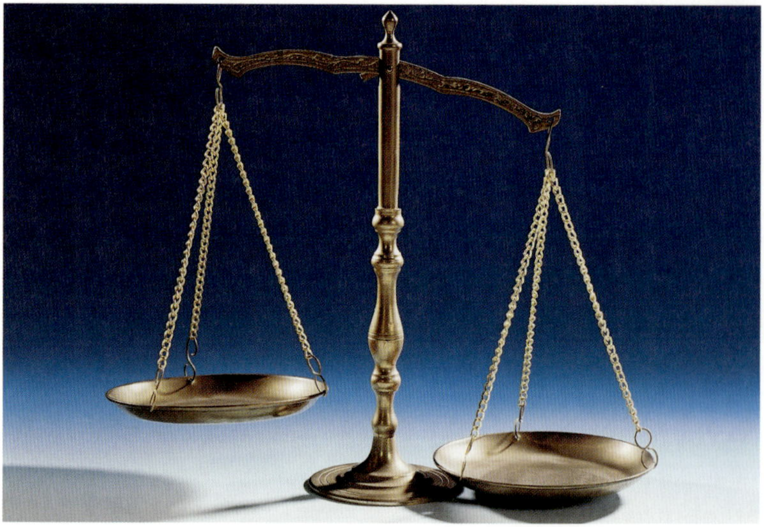

Als Ursache für eine Krankheit gilt in der traditionellen chinesischen Medizin ein Einfluss, der den Gleichgewichtszustand des Organismus stört. Nur wenn wieder Ausgewogenheit hergestellt wird, kann der Mensch gesund werden.

Die zweite Vorstellung besagt, dass bei allen Krankheiten prinzipiell zwischen zwei Typen unterschieden werden müsse, und zwar zwischen äußeren Erkrankungen, die durch den Einfluss der Umgebung ausgelöst werden, und inneren Erkrankungen, die aufgrund von Emotionen entstehen.

Das Schröpfen als Entgifter

Beginnen wir mit den Erkrankungen, die durch den Einfluss der Umgebung ausgelöst werden. Eine wichtige Rolle spielen hier die Gifte, wobei diese in der traditionellen chinesischen Medizin weiter gefasst werden als in der wissenschaftlichen Medizin. In der TCM sind Gifte alles, was den Körper in irgendeiner Form verunreinigt und schwach macht, also nicht nur Schwermetalle, Pestizide oder Smog. Diese Denkweise erinnert stark an die Säftelehre. Auch hier geht man davon aus, dass der kranke Körper von giftigen Säften überflutet ist. Ähnlich wie bei der Säftelehre sieht auch die TCM das Schröpfen als eine Anwendung, die zur Entgiftung des Körpers beitragen kann. Das Schröpfen findet sich hier also wieder in einer Linie mit anderen ableitenden Verfahren, wie z. B. Aderlass und Blutegeltherapie. Diesen Aspekt findet man aber nicht nur in der TCM, sondern auch in der Geschichte der abendländischen Medizin.

Bakterien, Viren und Pilze spielen als Krankheitsauslöser in der traditionellen chinesischen Medizin kaum eine Rolle. Im Mittelpunkt steht vielmehr der Mensch und die in ihm wirksamen Urkräfte Yin und Yang, die in den jeweiligen Funktionskreisen des Körpers ausbalanciert sein müssen, damit wir gesund bleiben.

Die Stärkung von Yin und Yang

Typisch asiatisch ist jedoch die Klasse der inneren Erkrankungen, die durch Gefühle ausgelöst werden. In der TCM kann jedes übermäßige Gefühl Krankheiten auslösen. Der Zorn genauso wie die Traurigkeit und das Grübeln genauso wie die Angst – und selbst Freude kann, sofern sie im Übermaß auftritt, schädlich sein. Wie wirken nun derartige Gefühle auf unseren Körper? Laut chinesischer Medizin beeinflussen sie vor allem die Leber, wobei die chinesischen Ärzte unter »Leber« nicht das eigentliche Organ verstehen, sondern insgesamt alle Steuerungssysteme, die das Blut speichern und für einen harmonischen Energie- (chin.: Qi-) und Blutfluss sorgen.

Das erhitzende und das erkaltende Prinzip

Frust und Aggressionen wirken sich also auf den Energie- und Blutfluss in unserem Körper aus. Wer die Menschen schon einmal näher beobachtet hat, kann diesen Denkansatz nur bestätigen. So gibt es Menschen, die auf Frustrationen mit »roter Wut« reagieren: Der Kopf läuft rot an, sie schwitzen, toben und setzen ihren ganzen Körper unter Spannung. Ihr Herz jagt, die Atmung ist verkrampft. Laut chinesischer Medizin dominiert in ihnen das erhitzende Prinzip des Yang. Dies bedeutet, das ihr Energiefluss im »roten Bereich« ist; das Blut ist in Wallung, weil die Leber damit beschäftigt ist, Blut in den Körper zu pumpen. Als Folge davon kann es zu Krankheiten, wie beispielsweise Bluthochdruck, Herzjagen, Herzrhythmusstörungen, Herzinfarkt und Schlaganfall, kommen. Ganz anders bei Menschen, die mit »weißer Wut« reagieren. Ihr Gesicht ist aschfahl, die Lippen sind verkniffen; sie toben nicht, sondern tragen ihren Frust nach innen. Laut chinesischer Medizin dominiert in ihnen das erkaltende Prinzip des Yin: Ihr Energiefluss ist im wahrsten Sinn festgefroren, weil ihre Leber den Blut- und Energiefluss blockiert hält. Die Energien des Qi stauen sich im Leberbereich; als Folge davon kann es zu Krankheiten, wie beispielsweise Magengeschwür, Sodbrennen, Leberentzündung und Gallenblasenerkrankungen, kommen. Im psychischen Bereich können melancholische Zustände bis zur Depression die Folge sein.

Schröpfen gehört neben Akupunktur und Heilpflanzenanwendungen zu den Säulen der traditionellen chinesischen Medizin. Die chinesischen Ärzte bevorzugen jedoch noch das alte Schröpfverfahren mit Hitze und offener Flamme; außerdem setzen sie sehr viele Gläser auf die Haut auf.

Schröpfen bei Yin- und Yang-Symptomen

Laut altchinesischer Vorstellung vermag das trockene Schröpfen vor allem bei Yin-Phänomenen zu helfen, wenn also der Energiefluss in unserem Körper blockiert ist. Schröpfen stärkt den Gegenpol, also das erhitzende Yang, und bringt damit die Energien wieder zum Fließen. Das blutige Schröpfen empfiehlt sich hingegen vor allem bei Yang-Symptomen, wenn also der Energiefluss unkontrolliert zu werden droht. Die überbordenden Energien werden durch das blutige Schröpfen abgeleitet, indem vor dem Aufsetzen des Vakuums die Haut angeritzt wird, um Blut aus dem Gewebe zu ziehen.

Was bedeutet die TCM für die Schröpftherapie?

Ob sich der Anwender der Schröpftherapie von den Ideen der TCM leiten lässt oder nicht, bleibt ihm selbst überlassen. Interessant ist sicherlich der Ansatz, wonach innere Erkrankungen durch ein emotionales Missverhältnis von Yin und Yang hervorgerufen werden. Denn hier finden wir ein ganzheitliches Denken, das einen wohltuenden Gegenpol zu unserer abendländischen Medizin bildet. Es muss jedoch auch festgehalten werden, dass blutiges Schröpfen nicht für die Anwendung zu Hause geeignet ist und auch bei den heutigen Vertretern der TCM nur noch eine zweitrangige Rolle spielt. Dies bedeutet jedoch nicht, dass mit dem Betonen der unblutigen Technik das Schröpfen nur auf Beschwerden reduziert wäre, die durch den Überhang von Yin und einer dementsprechenden Energieblockade ausgelöst werden, denn das trockene Schröpfen kann nicht nur Energien zuführen, sondern auch Energien ableiten. Entscheidend ist allein, an welcher Stelle gearbeitet wird. Setzen wir den Schröpfkopf neben eine dunkelrote Stelle, die stark durchblutet wird, wird er von dieser Stelle den Energiefluss ableiten; setzen wir ihn hingegen auf ein bleiches Hautareal mit schlechter Durchblutung, wird er dort den Energiefluss stärken.

Weiße, blasse, sich pelzig anfühlende Haut verweist auf einen starken Mangel an Yang. An diesen Stellen zeigt das trockene Schröpfen nach Ansicht der traditionellen chinesischen Medizin die besten Wirkungen.

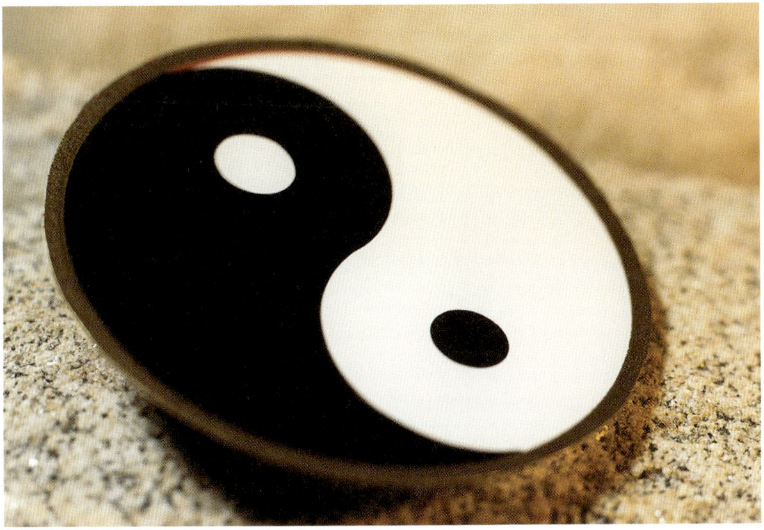

Die TCM fasst jede Erkrankung als Zeichen für eine Unausgewogenheit von Yin und Yang im Körper auf. Die beste Vorbeugung ist daher die ständige Harmonisierung dieser beiden Urkräfte.

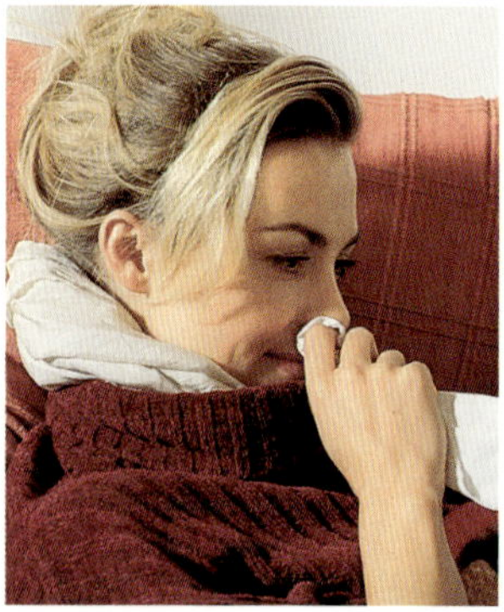

Auch bei Atemwegserkrankungen kann Schröpfen helfen.

Die verschiedenen Anwendungsgebiete

Schröpfen ist kein Allheilmittel. Es gibt viele Krankheiten, bei denen das Schröpfen anderen Methoden aus Schul- oder Naturmedizin unterlegen ist. Als ausgesprochen gering müssen beispielsweise seine Chancen bei akuten und schweren Infekten angesehen werden. Außerdem muss man beachten, dass für das Schröpfen – wie für andere Therapien auch – gilt, dass es für einige Menschen ausdrücklich kontraindiziert ist, also auf keinen Fall angewendet werden darf.

Ein breites Einsatzspektrum

Über ihren Einfluss auf den Parasympathikus stimuliert die Schröpftherapie auch den Appetit. Dennoch eignet sich das Schröpfen zur Unterstützung von Diäten. Es verhindert nämlich die bei Diätkuren häufig auftretende Faltenbildung der Haut.

Die Schröpftherapie gehört dennoch zu den Naturheilverfahren mit einem überdurchschnittlich breiten Einsatzspektrum. Dies darf nicht verwundern, denn Schröpfgläser wirken nicht nur da, wo sie aufgesetzt werden, sondern setzen von dort aus eine Reihe Veränderungen in Gang, die sich auf andere Organe und mitunter auf das gesamte geistig-körperliche Gefüge des Menschen auswirken können.

Unterstützung für andere Therapien

Die Schröpftherapie gehört zu den so genannten Umstimmungstherapien, d. h., dass sie den Körper in eine Richtung lenkt, wo er selbst seine Genesung in die Hand nehmen kann. Ein sicheres Zeichen dafür ist u. a. die tiefe Müdigkeit, die den Patienten vor allem nach längeren und umfangreicheren Schröpfsitzungen ergreift. Eine Müdigkeit, die als überaus angenehm und wohltuend empfunden wird. Das hat auch seinen guten physiologischen Grund, denn sie ist Ausdruck dafür, dass vom autonomen Nervensystem regenerative Prozesse in Gang gesetzt werden. Schröpftherapeuten empfehlen daher ihren Patienten, ihrer

Müdigkeit nachzugeben und sich in den Schlaf gleiten zu lassen – denn er kann durchaus als Heilschlaf aufgefasst werden. Zu den weiteren Wirkungen der Schröpftherapie zählt, dass sie den Patienten ansprechbarer für andere Therapien macht. So lässt sich bei Krebspatienten, die mit Chemo- und Strahlentherapie behandelt werden, beobachten, dass sie durch das Schröpfen besser auf ihre Therapien reagieren. Auch diese Beobachtung spricht für den starken Umstimmungseffekt der Schröpftherapie. Nicht zu vergessen ist schließlich, dass das Schröpfen die Immunabwehr direkt stimuliert. Regelmäßige Schröpfanwendungen lindern Entzündungen und machen den Organismus außerdem widerstandsfähiger gegenüber Infekten. Auf diese Weise schützt uns beispielsweise regelmäßiges Schröpfen im Bronchien- und Lungenbereich vor den typischen Erkrankungen der nasskalten Jahreszeit, wie z. B. Schnupfen und Husten. Regelmäßige Schröpfanwendungen an der weiblichen Brust gelten unter Naturheilkundlern außerdem als Vorbeugung gegen Brustkrebserkrankungen.

Schröpfen trainiert die Abwehrkräfte des Körpers. Es hilft dadurch, Infekten und Entzündungen rechtzeitig vorzubeugen.

Spontane Heilerfolge

In der Naturheilkunde wird immer wieder beklagt, dass die Patienten erst dann zu Naturärzten und Heilpraktikern kommen, wenn sie bereits einen regelrechten Therapiemarathon hinter sich haben. An ihrem Körper und auch an ihrer Seele ist dieser Stress natürlich nicht spurlos vorübergegangen, sie sind – wie Naturärzte es gern formulieren – »austherapiert«. Dies bedeutet, dass durch die zahllosen Anwendungen ihre Selbstheilungskräfte derart geschwächt sind, dass sie nur noch träge auf die sanften Einflüsse der Naturheilverfahren reagieren – oder gar nicht mehr auf sie reagieren können.

Bei der Schröpftherapie lässt sich jedoch beobachten, dass gerade Patienten mit jahrelanger Therapiegeschichte oftmals spontane Heilerfolge zeigen, denn Schröpfen arbeitet anders als die Methoden der konventionellen Medizin. Es arbeitet vor allem nicht mit Chemie, und deswegen reagieren auch noch Patienten auf die Schröpftherapie, deren Selbstheilungskräfte durch zu viele pharmazeutische Mittel abgestumpft sind.

Unbekannte Reize

Andere Naturheilverfahren hingegen, wie etwa die Pflanzenheilkunde, haben bei pharmazeutisch austherapierten Patienten große Probleme. Denn wer beispielsweise seine verschleimten Atemwege jahrelang mit synthetischen Medikamenten behandelte, kann nicht damit rechnen, dass ihm noch Efeu- oder Thymianextrakte helfen werden, die ja letzten Endes auch nur auf chemischem Weg greifen können. Beim Schröpfen hingegen darf der Patient sich mehr Hoffnung machen. Denn hier wird auf einem für den Körper unbekannten Terrain gereizt. Die eigentümlichen Saugreize des Schröpfens kennt der Organismus noch nicht, und deswegen kann er auch noch frei und unbefangen auf sie reagieren.

Das große Plus der Schröpftherapie besteht darin, dass sie mit vielen anderen Therapien kombinierbar ist. Als Teil einer Schmerztherapie sorgt sie beispielsweise oft dafür, dass die Dosis der pharmazeutischen Schmerzmedikamente gesenkt werden kann.

Gegen Schmerzen und steife Gelenke

Zu den nachgewiesenen Stärken der Schröpftherapie zählt sicherlich die Behandlung von Schmerzen, auch von chronischen Schmerzen, die bereits jahrelang vergeblich mit Medikamenten behandelt wurden. Besonders Nervenschmerzen, Gelenkentzündungen (z. B. durch Arthritis und Arthrose) sowie Spannungskopfschmerzen und Muskelschmerzen (z. B. Fibromyalgie) lassen sich durch Schröpfen wirksam behandeln. Für Migräne wurde die so genannte Schröpf-Streck-Therapie von Wilhelm Kannengießer entwickelt; sie hilft dauerhaft – oft schon nach einer Sitzung. Die Schmerzlinderung durch das Schröpfen lässt sich auf vielerlei Weise erklären:

- Schröpfen entspannt die Muskeln, und Muskelverspannungen gelten bekanntlich als Faktor, der bei vielen Schmerzen die Rolle eines Verstärkers übernimmt.
- Schröpfen fördert die Durchblutung und damit den Abtransport von schmerzauslösenden Stoffen. Dieser Effekt kommt vor allem bei Muskelbeschwerden wie Zerrungen und Muskelkater zum Tragen.
- Schröpfen lindert Schwellungen und Entzündungen. Hiervon profitieren vor allem Rheumapatienten, deren geschwollene Gelenke sich nicht mehr vollständig bewegen lassen.

Männer- und Frauenkrankheiten

Aufgrund ihrer entspannenden und krampflösenden Wirkung empfiehlt sich Schröpfen bei Menstruations- und Wechseljahrebeschwerden der Frau. Bei Männern existieren zahlreiche Erfolgsberichte zu Potenzschwäche und gutartigen Prostatavergrößerungen, wobei allerdings spezielle Schröpfköpfe, so genannte Vakuumkondome, zum Einsatz kommen. Einige Schröpftherapeuten vermuten, dass diese Effekte auch dadurch zustande kommen, dass Schröpfen auf das Gleichgewicht der Geschlechtshormone wirkt.

Bei Kopfschmerzen, die durch muskuläre Verspannungen in der Nacken- und Schultermuskulatur auftreten (so genannte Spannungskopfschmerzen), besitzt die Schröpftherapie große Chancen. Oft treten Heilerfolge schon nach der ersten Sitzung ein.

Müdigkeit, Nervosität und Schlafstörungen

Zu den klassischen Einsatzgebieten der Schröpftherapie zählen ebenso Nervosität (vegetative Dystonie) und Schlafstörungen. In beiden Fällen hilft das Schröpfen vor allem durch seinen Einfluss auf den Erholungsdrang im autonomen Nervensystem, dem Parasympathikus. Bei Schlafstörungen zeigen sich die Erfolge mitunter sogar schon nach der ersten Schröpfsitzung. Ein neueres Einsatzgebiet der Schröpftherapie ist hingegen die chronische Erschöpfung. Bei ihr gehen Wissenschaftler im Allgemeinen von einer umfassenden Schwächung des Immunsystems aus. Das Schröpfen als abwehrstärkende Reiztherapie kann hierbei sehr hilfreich sein.

Keine Selbstbehandlung bei Epilepsie und Depressionen

In der Fachliteratur finden sich schließlich auch noch einige Berichte zum Einsatz von Schröpfgeräten bei Epilepsie und Depressionen. Vor einer Selbsttherapie in diesen Bereichen sei jedoch ausdrücklich gewarnt, da beide Krankheiten unbedingt in die Hand eines Arztes gehören. Darüber hinaus ist nicht gesichert, ob die geschilderten Erfolge nicht auch einfach durch die starke Zuwendung des Therapeuten bedingt sind, die der Patient beim Schröpfen erfährt. Es ist also ungeklärt, ob das Schröpfen selbst, oder aber die intensive Betreuung, die beim Schröpfen stattfindet, die Heilung ausgelöst hat.

Schröpfen fördert auch den Heilungsprozess von Muskelverletzungen. Eine kleine Ausrüstung mit Schröpfkopfgeräten gehört daher durchaus in die Hausapotheke von Hobby- und Leistungssportlern.

Einsatzmöglichkeiten der Schröpftherapie

Erkrankungen der Lunge und der Atemwege

Die Atemwege und die Lunge reagieren besonders positiv auf Vakuumbehandlungen. Schröpfen führt zu einer Entspannung der Bronchialmuskeln und wirkt schleimlösend. Dadurch eignet es sich zur Behandlung von:

- Asthma bronchiale
- Bronchitis
- Grippalen Infekten
- Hals- und Mandelinfektionen

Darüber hinaus empfehlen einige Therapeuten das Schröpfen auch zur Behandlung einer Lungenentzündung. Vor der Selbstbehandlung dieser Erkrankung, die heutzutage nach wie vor zu den häufigeren Todesursachen zählt, sollte unbedingt ein Arzt konsultiert werden.

Erkrankungen im Magen- und Darmbereich

Ähnlich wie die glatten Muskeln der Atemwege, reagieren auch die Muskeln von Magen und Darm ausgesprochen positiv auf die Schröpftherapie. Sie eignet sich dadurch zur Behandlung von:

- Blähungen
- Magenschleimhautreizung
- Verstopfung, Völlegefühl
- Magen-Darm-Entzündungen

Erkrankungen von Gallen- und Harnwegen

Zu einem weiteren traditionellen Einsatzgebiet des Schröpfens zählen Erkrankungen an den Gallen- und Harnwegen. Hier kommt der Schröpftherapie wiederum ihr entspannender Effekt auf die Muskeln der Harnleiter sowie ihre entzündungshemmende Wirkung zugute. Im Einzelnen hilft sie bei:

- Blasenentzündung
- Nierenkolik
- Harnwegsentzündung
- Gallensteinen
- Harnsteinen
- Gallenkolik

Bettlägerige Patienten

Das Schröpfen ist eine ideale Therapieergänzung für Patienten, die durch ihre Krankheit für längere Zeit ans Bett gebunden sind. Es fördert die Durchblutung der Haut und schützt dadurch vor Wundliegen (Dekubitus). Besonders anfällig für Dekubitus sind Ohrmuscheln, Brustwirbelsäule, Schulterblätter, Ellbogen, Kreuzbein, äußerer Gesäßbereich (Trochanter), Knieinnenseiten, Knöchel und Fersen. An diesen Stellen sollte mindestens zweimal, besser dreimal pro Woche für jeweils 5 bis 30 Minuten geschröpft werden.

Den Patienten nicht überfordern

Es empfiehlt sich, nicht alle Bereiche in einer Anwendung zu bearbeiten, sondern sie auf zwei Einheiten aufzuteilen. Auf diese Weise läuft man weniger Gefahr, dem labilen Blutkreislauf des Patienten zu viel zuzumuten. An einem Schröpftag sollten also zuerst die oberen Bereiche (Ohrmuscheln, Brustwirbelsäule, Schulterblätter und Ellbogen), am nächsten Schröpftag die unteren Bereiche (Kreuzbein, Trochanter, Knie und Füße) geschröpft werden. Bettlägerige Patienten müssen beim Schröpfen aber unbedingt sorgfältig beobachtet werden. Bei eintretender Erschöpfung, starken Schmerzen oder gar Schwindel muss die Behandlung sofort unterbrochen werden. Das Schröpfen am bettlägerigen Kranken ist also nichts für den Laien und Anfänger. Es sollte am besten von einem schröpferfahrenen Arzt oder Heilpraktiker durchgeführt werden.

Schutz vor Lungenentzündung und Embolien

Die Schröpftherapie schützt aber nicht nur vor Wundliegen, sondern auch vor Lungenentzündungen und Embolien, die ebenfalls zu den typischen Begleiterscheinungen der Bettlägerigkeit gehören. Einige Naturärzte verzichten mittlerweile nach Operationen sogar auf den üblichen Antibiotikaschutz und setzen stattdessen lieber auf die Abwehrstärkung durch die Schröpftherapie.

Da bettlägerige Patienten oft sehr labil sind, sollte in allen Zweifelsfällen auf das Schröpfen verzichtet bzw. ein erfahrener Therapeut hinzugezogen werden. Er kann entscheiden, wo und wie oft geschröpft wird, und die entsprechenden Geräte für eine Haustherapie empfehlen.

Kosmetik

Nur wenige Menschen wissen, dass das Schröpfen auch einen starken kosmetischen Effekt besitzt. Die Vakuumtherapie verbessert die Durchblutung und Regeneration der Haut und befreit sie außerdem von Schadstoffen. So helfen Schröpfkopfmassagen beispielsweise gegen Zellulite. Bewährt hat sich das Schröpfen aber auch bei entzündlichen Hauterkrankungen sowie bei Akne. Der wesentliche Vorteil besteht darin, dass das Schröpfen über die Hautporen Keime, Eiter und andere problematische Stoffe herausziehen kann.
Gut geeignet ist das Schröpfen schließlich auch für Menschen mit blasser Haut. Regelmäßige Schröpfanwendungen, am besten in Form einer Massage, sorgen schon bald für einen rosigen, gut durchbluteten, gesunden Teint.

Für das Schröpfen gibt es kein Mindestalter. Gerade die Schröpfgeräte der neuen Generation können auch bei Babys und Kleinkindern eingesetzt werden. Es sollte allerdings mit einem schwächerem Vakuum gearbeitet werden.

Gegenanzeigen

Auch wenn Schröpfen an sich keine Nebenwirkungen birgt, gibt es Fälle, in denen das Schröpfen völlig unterlassen werden sollte:

- Bei sehr erschöpften Personen
- Bei Patienten, die Blut verdünnende Mittel (z. B. Marcumar®) einnehmen; bei diesen Menschen kann das Schröpfen zu starken Blutungen führen (Schröpfen hat einen blutverdünnenden Effekt, und die Medikamentendosierung müsste entsprechend reduziert werden.)
- Bei Patienten, die einen starken Blutverlust (z. B. nach Blutspenden) erlitten haben
- Bei Patienten, die unter Einfluss von Alkohol oder anderen Rauschmitteln stehen
- An akuten Verletzungen und frischen Operationswunden; der Zustand schlecht verheilter Narben kann allerdings durch das Schröpfen verbessert werden
- Während der Regelblutung; Patientinnen mit Menstruationsbeschwerden sollten schon vor dem erwarteten Einsetzen der Blutung behandelt werden

▶ Bei Patienten mit Herzschwäche und Herzschrittmachern; sie sollten nur mit wenigen Schröpfgläsern über eine kurze Zeit behandelt werden, um ihr Herz-Kreislauf-System nicht zu stark zu belasten. Die Behandlung sollte in jedem Fall mit dem Arzt abgesprochen werden.

▶ Bei Schwangeren; hier sollte auf keinen Fall im Bereich von Bauch, Rücken und Oberschenkeln geschröpft werden.

▶ Bei Tuberkulose und Tumoren dürfen keine Schröpfköpfe auf jene Hautpartien gesetzt werden, die auf Organen liegen, die von diesen Erkrankungen betroffen sind.

Bestehen akute Hautverletzungen, Schrunden oder Narben, darf auf diesen Stellen nicht geschröpft werden.

Schröpfbläschen weisen auf krankhaftes Gewebe hin

Nach kräftigem Schröpfen können sich mit Flüssigkeit gefüllte Hautbläschen bilden. Sie zeigen sich besonders bei Menschen mit empfindlicher Haut, sind jedoch kein Grund zur Sorge. Das Ganze zeigt vielmehr an, dass der Organismus auf das Schröpfen reagiert und intensive Selbstheilungsmaßnahmen ergreift. Die Bläschen wirken lokal wie ein körpereigenes Medikament und dürfen nicht aufgestochen werden! Wenn sie von selbst zerplatzt sind, kann man sie mit etwas verdünntem Teebaumöl behandeln.

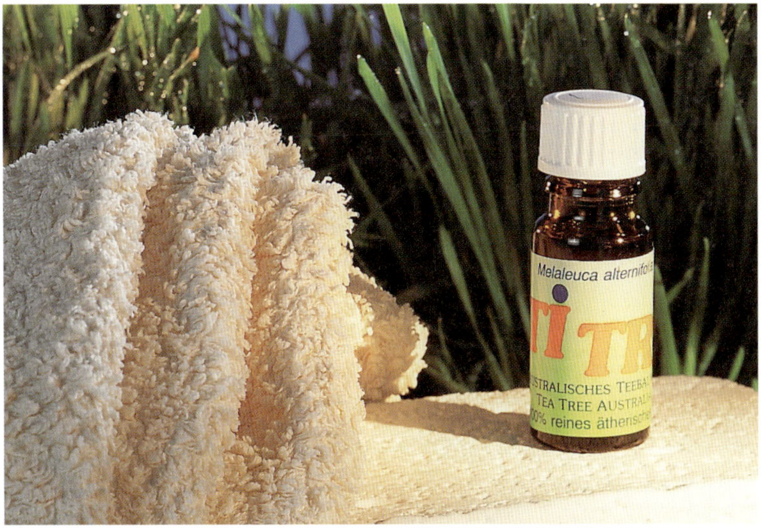

Teebaumöl wirkt antiseptisch und verhindert daher, dass sich aufgeplatzte Schröpfbläschen entzünden. Kaufen Sie aber immer nur Teebaumöl in bester Qualität aus kontrolliertem Anbau.

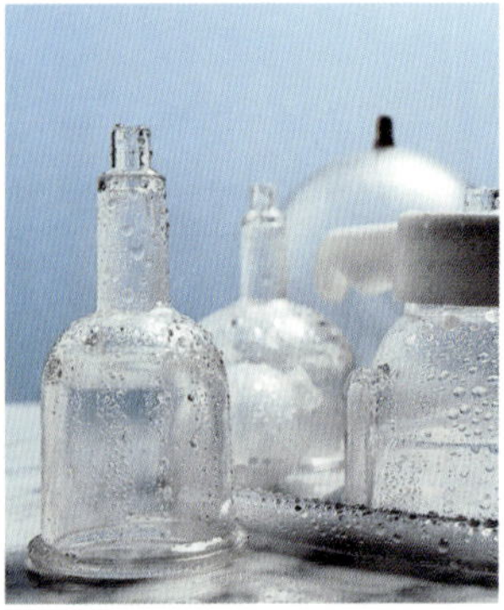

Eine Bezugsquelle für Schröpfgeräte finden Sie auf Seite 94.

Das richtige Schröpfen zu Hause

Die Schröpfutensilien

Moderne Schröpfapparaturen bestehen aus:

- Mehreren Schröpfköpfen unterschiedlicher Größe
- Scherengriff-Vakuumpumpe
- Schläuchen, um die Schröpfgefäße mit der Pumpe zu verbinden; an den Schläuchen sitzen Druckausgleichsventile

Für die Behandlung des Kniegelenks gibt es noch extra große, leicht biegsame Saugschalen; für die weibliche Brust existieren ebenfalls spezielle Saugschalen, die mit warmem Wasser gefüllt werden können. Potenzschwäche und Prostatabeschwerden werden mit Vakuumkondomen behandelt, die in ihrer Form dem Penis angepasst sind. Bei Zellulite haben sich Schröpfköpfe bewährt, in deren Vakuumraum eine Massagekugel eingelassen ist. Schröpfköpfe müssen nach jeder Behandlung mit warmem Wasser und etwas Spülmittel gereinigt werden. Danach müssen sie gut trocknen. Schläuche und Pumpe brauchen lediglich alle paar Monate einmal mit einem feuchten Lappen abgerieben zu werden. Die Reinigung des Schlauchinneren ist meist überflüssig.

Beim blutigen Schröpfen können durch das Anritzen der Haut Narben zurückbleiben. Das ist ein weiteres Argument dafür, als Selbstanwender nur das trockene Schröpfen einzusetzen.

Vorbereitungen

- Wählen Sie die Größe des Schröpfkopfs stets so aus, dass seine Ränder 100-prozentig an der Haut liegen. Es gilt zwar die Grundregel, dass die Saugkraft eines Schröpfglases mit seiner Größe zunimmt – doch das größte Gefäß nützt Ihnen nichts, wenn es bei der Anwendung ständig an Vakuum verliert. Kleinere Schröpfköpfe haben bei manchen Körperregionen eine größere therapeutische Wirkung.

▶ Für die Anwendung an den Kniegelenken empfehlen sich große Saugschalen, die aus biegsamem Material hergestellt sind. Bei den sonst üblichen Glasköpfen bleiben meist Luftschlupflöcher, die das Vakuum auflösen.
▶ Behaarte Hautpartien sollten vor der Behandlung mit Öl oder Melkfett eingerieben werden, denn sonst sorgen die Haare für Luftschlupflöcher. An glatten Hautpartien haften die Schröpfköpfe in der Regel von allein.
▶ Bei der Behandlung von Zellulite kann man die Wirkung durch ein heißes Bad noch verstärken. Nehmen Sie das Schröpfbesteck einfach in die Badewanne mit. Die Kombination von heißem Wasser und Schröpfen sorgt allerdings für eine starke Entspannung und sollte daher am besten abends vor dem Zubettgehen zum Einsatz kommen.

Beim Reinigen der Schröpfgeräte sollten Spülmittel nur ganz sparsam verwendet werden, da nur ein wenig Schweiß und Hautfett entfernt werden müssen.

Die Anzahl der Schröpfköpfe

Beim klassischen Schröpfen mit Hitze und Flamme kann die Anzahl der aufgesetzten Schröpfköpfe sehr hoch sein; es gibt durchaus Anwendungen, in denen über ein Dutzend Gläser aufgesetzt werden. Für den Selbstanwender ist dies aber ebenso schwierig wie überflüssig. In der modernen Schröpftherapie werden hingegen nur noch wenige Gläser aufgesetzt, meist reicht eins, mitunter können es – bei großen Flächen, die behandelt werden sollen – auch zwei sein. Der Grund für diese sparsame Anwendung: Mittels Scherengriff-Vakuumpumpe und Ventil kann der Unterdruck problemlos auf- und wieder abgebaut werden. Dadurch ist es möglich, das Glas an einer bestimmten Stelle aufzusetzen und dort zu schröpfen, um danach sofort und ohne Aufwand ein paar Zentimeter weiter zu wandern und den Saugvorgang an einer anderen Stelle zu wiederholen.

Die richtige Schröpfstärke

Das wichtigste Kriterium für die Schröpfstärke ist die Schmerztoleranz. Machen Sie also den Unterdruck nur so stark, dass Sie ihn problemlos ertragen können. Grundsätzlich sollte zwar immer kräftig, mit starker

Saugwirkung gearbeitet werden, doch das Schröpfen hat keinen Sinn, wenn es Schmerzen verursacht. Mit Hilfe von Ventil und Scherenpumpe haben Sie die Möglichkeit, das Vakuum langsam aufzubauen. Anfänger sollten in den ersten zwei Minuten noch nicht bis an ihre Schmerzgrenze gehen und daher beim Pumpen das Ventil am Schlauch leicht geöffnet lassen. Fortgeschrittene hingegen können den Unterdruck schneller steigern, also das Ventil am Schlauch geschlossen halten.

Es gibt Schröpfpunkte, durch die man mehrere Bereiche im Körper erreichen kann. So lassen sich durch Schröpfen am Kinn Hals- und Ohrenschmerzen ebenso behandeln wie Augenbeschwerden (z. B. müde Augen).

Die richtige Dosierung

Eine einzelne Schröpfanwendung dauert etwa 10 bis 30 Minuten. Die Zahl der Anwendungen pro Woche richtet sich nach dem Zustand des Patienten und der zu behandelnden Krankheit (siehe dazu auch »Mit Schröpfen heilen von A bis Z«, Seite 58ff.). Für ältere Patienten sowie für Schwangere, Babys und Kleinkinder empfehlen sich drei Anwendungen pro Woche, ansonsten kann das Schröpfen auch täglich durchgeführt werden. Es darf jedoch nie an der Stelle behandelt werden, an der das Hämatom von der letzten Schröpfsitzung noch nicht vollständig abgeklungen ist.

Was tun, wenn die Schröpfköpfe nicht halten wollen?

Gerade Anfängern passiert es immer wieder, dass die Schröpfköpfe nicht genug Vakuum bilden können und ständig abfallen. Hier sollte dennoch immer wieder an derselben Stelle versucht werden, den Schröpfkopf anzusetzen, und nicht frühzeitig zu einer anderen Hautpartie gewechselt werden. Oft reicht es aus, den Schröpfkopf eine Nummer kleiner zu wählen oder die Haut mit Öl oder Fett zu behandeln. Wenn allerdings eine verhärtete Muskulatur der Grund für das Abfallen der Schröpfköpfe ist, sollten man so nah wie möglich an den gewünschten Punkt herangleiten: Streichen Sie die Haut zuerst mit Öl oder Fett ein, und setzen Sie den Schröpfkopf nahe dem Zielpunkt auf – an einer Stelle, an der er gut hält. Dann reduzieren Sie durch das Ventil etwas von dem Unterdruck und gleiten mit dem Schröpfglas langsam zu dem Punkt, den Sie eigentlich behandeln wollen. Meist gelingt es auf diese Weise, dass der Schröpfkopf schließlich auch an der gewünschten Stelle sitzen bleibt.

Die richtigen Schröpfstellen

Neben konkreten Vorschlägen, an welchen Stellen die Schröpfköpfe bei den wichtigsten Krankheiten angesetzt werden sollten (siehe dazu »Mit Schröpfen heilen von A bis Z«, Seite 58ff.), ist das bedeutendste Kriterium für den Anwendungspunkt einfach der Schmerz: Dort, wo es weh tut, sollte auch geschröpft werden. Bei Geschwüren, offenen Wunden und Verletzungen mit einem blauen Fleck darf der Rand des Schröpfkopfs nicht auf dem Herd der Verletzung liegen. Ein entsprechend großer Schröpfkopf wird mittig über der Wunde festgesaugt. Eine weitere Orientierungshilfe geben die Headschen Zonen (siehe dazu Seite 33f.) sowie die Akupunkturpunkte, bei denen es allerdings keine einheitlichen Richtlinien gibt. Es gibt zwar viele Anwendungspunkte, die immer wieder auftauchen, ansonsten hat aber fast jeder akupunktierende Arzt seine eigenen »Lieblingspunkte«. Daher sollte das Schröpfen gemäß den Vorgaben der Akupunktur auch nur von einem Spezialisten der TCM ausgeübt werden.

An haarigen Stellen muss die Haut vor dem Schröpfen mit Melkfett oder Öl eingerieben werden. Gel eignet sich nicht, da es zu schnell austrocknet. In Apotheken sind auch spezielle Schröpfsalben erhältlich.

Das Schröpfen im Detail

▶ Setzen Sie die Saugglocke auf die von Ihnen ausgesuchte Stelle der Haut. Das Schröpfglas ist per Schlauch mit der Scherengriff-Vakuumpumpe verbunden. Eine Hand hält den Schröpfkopf, die andere die Scherenpumpe.

▶ Jetzt bewegen Sie die Scherengriffe langsam hin und her; auf diese Weise saugen Sie Luft aus dem Glas, und es bildet sich dort das gewünschte Vakuum.

▶ Schon bald sehen Sie, wie Haut- und Unterhautgewebe ins Glas gezogen werden. Falls die Sogwirkung ausbleibt, das Schröpfglas ein wenig hin- und herbewegen und versuchen, das Vakuum aufzubauen.

▶ Wenn die Saugglocke luftdicht an der Haut liegt und das Druckventil am Schlauch geschlossen ist, saugt sich der Schröpfkopf durch wiederholtes Pumpen immer fester auf die Haut, bis Sie ihn schließlich nicht mehr festhalten müssen.

▶ Wenn Sie merken, dass der Unterdruck nachlässt und sich das Glas von der Haut zu lösen droht, betätigen Sie einfach wieder die Griffe Ihrer Scherengriff-Vakuumpumpe, und das Vakuum ist schnell wieder hergestellt.

▶ Wenn Sie das Schröpfen beenden wollen, öffnen Sie einfach das Ventil. Dadurch dringt Luft in den Schröpfkopf, das Vakuum lässt nach, und das Glas löst sich von der Haut.

Oft hat es einen trivialen Grund, dass die Schröpfköpfe nicht halten wollen. So kann es nämlich sein, dass Sie einfach vergessen haben, das Ventil am Schlauch zu schließen. Die Folge: Luft dringt unter den Schröpfkopf und macht es unmöglich, ein Vakuum aufzubauen.

Nach dem Schröpfen

Nach der Schröpfanwendung ist es wichtig, einige wenige Dinge zu beachten, um die Wirkung auch über die Behandlung hinaus dauerhaft zu stabilisieren.

Diagnose

Beobachten Sie sorgfältig, welche Verfärbung Ihre Haut nach dem Schröpfen hat. Zeigt sie einen kräftigen, ins Bläulich-Violette gehenden Bluterguss (ein Zeichen für sauerstoffarmes Blut), haben Sie offenbar einen Störherd und damit ein richtiges Schröpfziel für Ihre Erkrankung gefunden. Ist die Haut hingegen lediglich rot oder sogar nur leicht rosa, haben Sie an der falschen Stelle gearbeitet. Dies schadet Ihnen zwar überhaupt nicht, bedeutet aber, dass Sie weiter nach dem Störherd suchen müssen. Die Diagnose des Blutergusses ist aber nicht so wichtig, wenn Sie das Schröpfen nur als Vorbeugemaßnahme einsetzen, denn in diesem Fall wollen Sie ja keinen Störherd bearbeiten, sondern vermeiden, dass sich überhaupt erst einer bildet. Dennoch sollten Sie die Blutergüsse wenigstens oberflächlich im Blick behalten. Denn möglicherweise zeigt sich auch ein Störherd auf Ihrer Haut, von dem Sie bisher noch gar nichts gewusst haben.

Massage

Sofern es die Erkrankung zulässt, sollten Sie die geschröpfte Stelle nach der Anwendung ein bis zwei Minuten lang mit den Fingern kräftig zusammenpressen und massieren. Danach streichen Sie an dieser Stelle noch ein bis zwei Minuten lang mit Ihren Fingern entlang – stets in Richtung Herz. Auf diese Weise setzen Sie einen zusätzlichen Reiz auf den Lymphfluss.

Ruhe und Wärme

Nach dem Schröpfen kursiert viel Blut in den äußeren Bezirken des Körpers. Die Folge: Der Patient fühlt sich zwar wohlig-warm, es besteht aber auch die Gefahr des Auskühlens. Wenn die Schröpfsitzung also beendet ist, sollten man erst einmal etwa 10 bis 15 Minuten lang ruhen und sich dabei in eine wärmende Decke einwickeln. Nach längeren Sitzungen, bei denen große Flächen geschröpft wurden, sollte man sich am besten hinlegen, denn der Organismus ist nun auf Erholung und Entspannung ausgerichtet. Diesen Vorgang sollte man nicht unterbrechen, indem man sich direkt nach dem Schröpfen wieder in den Alltag stürzt.

Nach dem Schröpfen sollte man auch darauf achten, möglichst bequeme, wärmende Kleidung zu tragen, vor allem keine einengenden Hosen oder Gürtel.

Trinken

Heilungsprozesse benötigen viel Wasser, wenn sie funktionieren sollen. Es ist daher wichtig, nach dem Schröpfen möglichst viel zu trinken. Am besten geeignet sind dafür stilles Mineralwasser, Mineralwasser gemischt mit Apfelsaft oder auch Kräutertees. Weniger geeignet sind koffeinhaltige Getränke, wie beispielsweise Kaffee, Matetee und Colagetränke sowie grüner und schwarzer Tee. Absolut tabu sind nach dem Schröpfen alkoholhaltige Getränke, denn sie treiben Wasser aus dem Körper, anstatt ihm welches zuzuführen. Außerdem sind durch die Vakuumtherapie Reize auf Herz und Kreislauf gesetzt worden, und hier kann ein zusätzlicher starker Reiz, wie er durch Alkohol verursacht wird, möglicherweise zu Überlastungen führen.

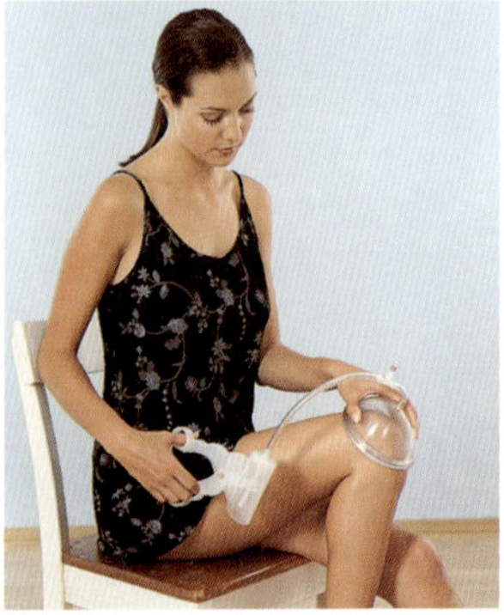

Schröpfen eignet sich hervorragend für die Selbstanwendung.

Mit Schröpfen heilen von A bis Z

Arthritis, rheumatische

Symptome

Morgensteifigkeit, Gelenkschmerzen, meist verbunden mit Schwellung, Rheumaknoten in Gelenken, Knochenvorsprüngen und Sehnen.

Ursachen

Arthritis gehört zu den so genannten Autoimmunkrankheiten, bei denen sich der Körper buchstäblich gegen sich selbst wendet. Das Immunsystem verliert bei Arthritikern die Orientierung und richtet sich nicht nur gegen Keime im Gelenk, sondern auch gegen die körpereigenen, gesunden Zellen der Gelenkinnenhaut und führt dort zu Entzündungen und Wucherungen. Als Ursachen für die Fehlorientierung des Immunapparats werden Infektionen, aber auch psychische Einflüsse vermutet.

Aufgrund seiner schmerz- und entzündungshemmenden Eigenschaften eignet sich das Schröpfen nicht nur bei Arthritis, sondern auch bei anderen Gelenkbeschwerden, wie z. B. Meniskusverletzungen und Bänderdehnungen.

Mit Schröpfen heilen

Schröpfen lindert die Entzündungserscheinungen, und schmerzauslösende Stoffe werden besser abtransportiert. Darüber hinaus wirkt es über seinen Einfluss auf den Parasympathikus anregend auf die körpereigenen Regenerationskräfte. Die Behandlung von arthritischen Gelenkveränderungen zählt sicherlich zu den Stärken der Schröpftherapie. Patienten berichten immer wieder davon, dass bereits nach wenigen Schröpfsitzungen die Beweglichkeit in ihren Gelenken zugenommen hätte, weil die Schmerzen und Schwellungen durch das Vakuum regelrecht »herausgesaugt« würden. In vielen Fällen konnte auch die Dosierung von schmerzhemmenden Medikamenten deutlich verringert werden.

Die Anwendung

Auf die betroffenen Gelenke wird jeweils ein Schröpfglas gesetzt; für das Kniegelenk existieren extra große Saugschalen, die man für die jeweilige Gelenkform zurechtbiegen kann. Je nach Art des Schmerzes und der Schwellung kann erwogen werden, auf der Kniekehle ein zusätzliches Glas aufzusetzen. Jedes Gelenk sollte mindestens 10, besser 30 Minuten lang geschröpft werden. Wenn Sie spüren, wie das Vakuum nachlässt, pumpen Sie behutsam mittels der Scherengriff-Vakuumpumpe wieder nach. Die Anwendung kann täglich wiederholt werden. Die Voraussetzung ist aber, dass der Bluterguss aus der Schröpfbehandlung vom Vortag schon wieder verschwunden ist.

Sie können Arthritis auch vorbeugen, indem Sie ein eventuelles Übergewicht reduzieren und regelmäßig Sport treiben (mindestens dreimal pro Woche), um die Gelenke zu stärken und sie durch kräftige Muskeln zu entlasten. Meiden Sie aber schnelle Sportarten mit ständigen Richtungsänderungen, wie z. B. Squash oder Badminton.

Atemnot (Asthma bronchiale und Bronchitis)

Über zehn Millionen Menschen leiden in Deutschland an Atemwegs- und Lungenerkrankungen. Die Tendenz ist steigend. So rechnet die Weltgesundheitsorganisation damit, dass im Jahr 2003 die Atemwegserkrankungen an dritter Stelle der Todesursachen vorgerückt sein werden, hinter Herz-Kreislauf- und Krebserkrankungen.

Besonders dramatisch ist die Entwicklung aber bei Kindern, von denen in Deutschland jetzt schon fünf Prozent an Asthma bronchiale leiden – in einigen Jahren wird sich diese Quote verdoppelt haben. Dennoch wird Asthma bronchiale bei Kindern gern bagatellisiert. So herrscht immer noch die Meinung, dass es nicht unbedingt behandelt werden müsse, weil es im Verlauf des Reifungsprozesses sowieso vergehen werde. Eine Vermutung, die allerdings der klinischen Erfahrung widerspricht: Gerade mal bei einem Drittel der Kinder verschwinden die Asthmaanfälle, wenn sie älter geworden sind; bei besonders schweren Formen beträgt die Quote sogar nur noch 20 Prozent. Dabei bestehen mittlerweile beim kindlichen Asthma bronchiale und auch bei der kindlichen Bronchitis durchaus Chancen, auch jenseits von Kortison und anderen risikoreichen Medikamenten Behandlungserfolge zu erzielen. Eine davon ist das Schröpfen.

Symptome bei Asthma bronchiale

Giemende Atmung (stoßartige Atemzüge, das entspannte Ausatmen bleibt aus), Enge- und Druckgefühl auf der Brust, krampfartiger Husten. Ein Asthmaanfall ist oft von starken Ängsten begleitet, der Kranke ist ganz auf seine Lunge fixiert und kaum ansprechbar. Die Symptome können sich nach wenigen Minuten schon wieder gelegt haben, mitunter dauern sie jedoch auch mehrere Stunden oder Tage.

Ursachen von Asthma bronchiale

Bei Patienten im Alter von bis zu 40 Jahren wird Asthma bronchiale zu 90 Prozent aller Fälle durch eine Allergie verursacht. Bei Patienten im Alter von über 40 Jahren entsteht es oft in Begleitung von Emphysemen (Lungenüberblähung) und anderen Lungenkrankheiten. Hier sind die Chancen des Schröpfens besonders hoch einzuschätzen.

Allergisches Asthma kann ursächlich nur über eine Hyposensibilisierung (Immuntherapie) beim Allergologen behandelt werden. Das Schröpfen kann jedoch die Symptome bekämpfen und ist – im Unterschied zu vielen anderen Medikamenten – ausgesprochen arm an Nebenwirkungen.

Mit Schröpfen heilen

Bei Asthma bronchiale kann Schröpfen wirkungsvoll zu einer Linderung und Reduzierung der Anfälle führen. Die Anwendung muss allerdings über einen sehr langen Zeitraum (bis zu einem Jahr) hinweg durchgeführt werden. Die ersten Wochen wird fast täglich geschröpft, danach alle zwei Wochen etwa einmal.

Symptome bei Bronchitis

Akut: beginnt mit einem Brennen auf der Brust und einem trockenen, schmerzhaften Reizhusten; wer in dieser Phase mit der Therapie beginnt, hat die größten Erfolgschancen. Der Husten verstärkt sich in der Regel bei raschem Temperaturwechsel oder dann, wenn der Patient seine Lage im Bett verändert. Nach einigen Tagen wird der Husten locker, der weiße Schleim löst sich und lässt sich besser abhusten. Die akute Bronchitis wird häufig von Fieber begleitet.
Chronisch: über Monate hinweg immer wieder auftretender Husten, der Schleimauswurf ist morgens am größten. Selten Fieber, dafür oft Kurzatmigkeit. Chronische Bronchitis kann in Asthma bronchiale übergehen.

Ursachen von Bronchitis

Bei der Bronchitis handelt es sich um eine akute oder chronische Entzündung der Bronchien, die die Luft zur Lunge und von ihr weg befördern. Sie tritt oft im Zusammenhang mit Erkältungen, grippalen Infekten oder anderen Erkrankungen (z. B. Masern, Keuchhusten) auf. Hauptursache der Bronchitis ist jedoch das Rauchen.

Eine akute Bronchitis sollte nicht länger als zwei bis drei Wochen lang anhalten. Wenn man sie nicht richtig auskuriert, kann sie chronisch werden – in diesem Fall sinken die Heilungsaussichten rapide.

Mit Schröpfen heilen

Schröpfen entspannt die Atemmuskeln und verringert zudem die Entzündungen in den Bronchien. Es besitzt daher bei akuter wie chronischer Bronchitis gute Erfolgschancen. Bei akuter Bronchitis reicht mitunter eine einzige Schröpfbehandlung, sofern sie im frühzeitigen Stadium der Erkrankung zum Einsatz kommt. Bei chronischer Bronchitis wird zunächst sechs Wochen lang täglich geschröpft. Danach verlängert man das Intervall auf zwei bis drei Wochen, je nach Krankheitsbild. Die Anwendung kann – ähnlich wie bei Asthma bronchiale – bis zu einem Jahr dauern. Vor der Behandlung sollte aber unbedingt ein Arzt aufgesucht werden, um andere Erkrankungen (z. B. Tuberkulose, Lungenkrebs) auszuschließen.

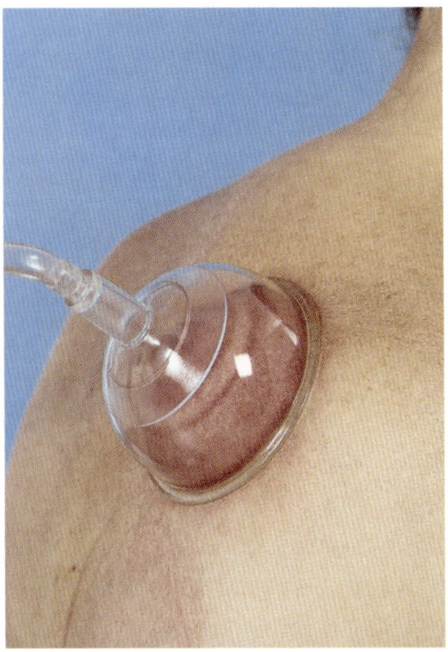

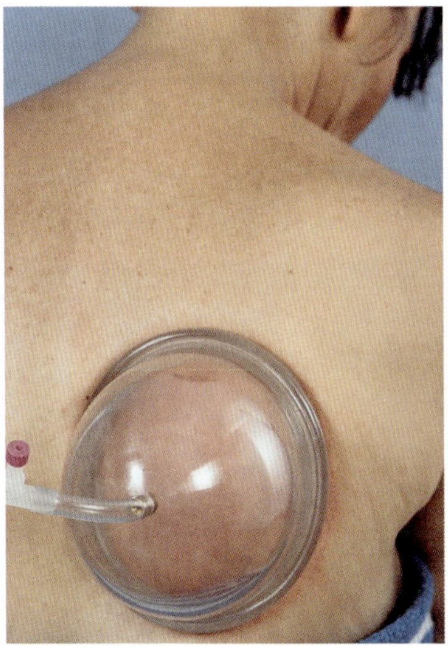

Bei Asthma und Bronchitis beginnt man mit dem Schröpfen zwischen den Schulterblättern (Bild links) und arbeitet sich langsam bis zum rechten unteren Rand des Brustkorbs vor (Bild rechts).

Die Anwendung

Die Schröpfanwendung bei Asthma und Bronchitis ist identisch. Je nach Größe des Brustkorbs werden ein bis zwei größere Schröpfköpfe aufgesetzt. Sie werden auf der Rückseite des Brustkorbs, zwischen und unter den Schulterblättern aufgesetzt. Wichtig ist, dass Sie das Glas immer ein wenig verschieben. Fangen Sie am besten am linken äußeren Rand des Brustkorbs an, und verfahren Sie nach folgendem Muster: Das Glas unter Vakuum setzen, zwei bis drei Minuten wirken lassen, dann das Vakuum reduzieren und das Glas fünf bis zehn Zentimeter weiter nach innen und etwas weiter oben aufsetzen. Ziel ist es, das Schröpfglas auf einer gedachten umgedrehten V-Linie (die Spitze vom V liegt auf der Wirbelsäule zwischen den Schulterblättern) mit etwa sechsmaligem Auf- und Absetzen bis zum rechten unteren Brustkorbrand wandern zu lassen. Die Anwendung dauert 20 bis 25 Minuten.

Auch das so genannte Palmieren kann helfen, die Augen zu entspannen. Legen Sie dazu Ihre Hände sanft über die geschlossenen Augen, so dass sich die aneinander liegenden Finger auf der Stirn kreuzen. Atmen Sie einige Male tief durch, und genießen Sie die Dunkelheit.

Augen, müde und trockene

Symptome

In der Fachsprache heißen müde und trockene Augen Keratoconjunctivitis sicca (KCS). Sie zeigen sich als Lichtempfindlichkeit, Flimmern und Brennen, und die Augen fühlen sich müde an. Oft haben die Betroffenen auch den Eindruck, einen verstärkten Druck oder einen Fremdkörper im Auge zu haben, in einigen Fällen kommen auch Sehstörungen hinzu. Die Beschwerden treten mittlerweile in der Bevölkerung sehr häufig auf; nahezu jeder sechste Augenarztpatient leidet an KCS-Symptomen. Besonders häufig betroffen sind Frauen.

Ursachen

Das trockene Auge kann viele Ursachen haben. Bereits die Tatsache, dass Frauen überdurchschnittlich häufig betroffen sind, zeigt, dass Sexualhormone eine zentrale Rolle spielen. Eine Studie der Ulmer Universitätsfrauenklinik ergab, dass etwa jede vierte Frau nach den Wechseljahren am trockenen Auge leidet. Zu den weiteren Ursachen zählt die zunehmende Arbeit am Computerbildschirm. Eine japanische Stu-

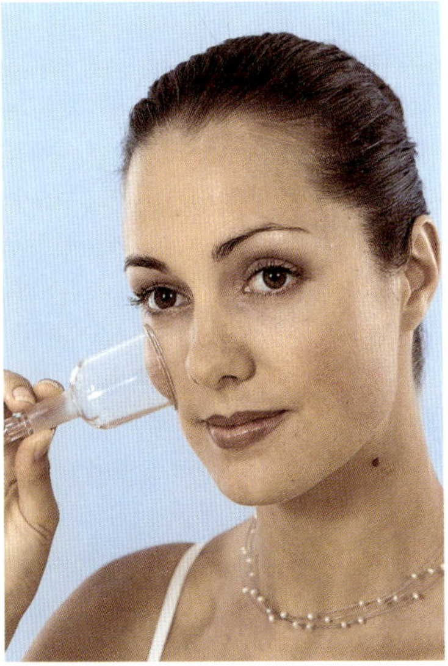

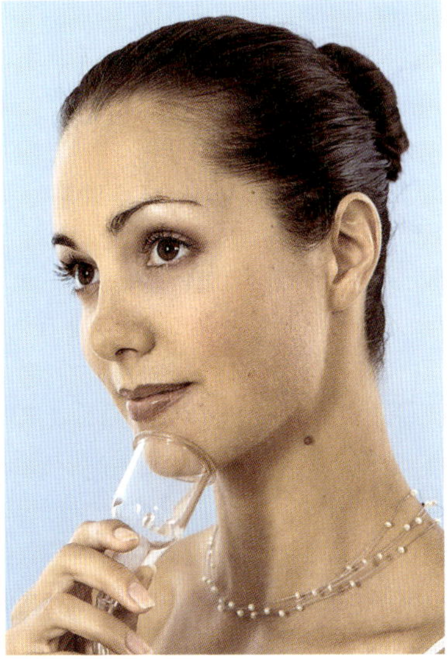

Bei müden und trockenen Augen schröpft man üblicherweise am Kinn (Bild rechts). Alternativ dazu kann der Schröpfkopf aber auch an der Wange knapp unterhalb des Auges angesetzt werden (Bild links).

die ergab, dass die Lidschlagfrequenz vor dem Bildschirm gerade einmal sieben Schläge pro Minute beträgt – zum Vergleich: Beim Lesen eines Buchs blinzeln wie immerhin zehnmal pro Minute, und im völlig entspannten Zustand gehen die Augenlider sogar zwölfmal auf und zu. Je weniger die Augen blinzeln, desto mehr Augenflüssigkeit kann verdunsten, desto eher ermüden die Augen.

Mit Schröpfen heilen

Über seine anregende Wirkung auf den Parasympathikus erhöht Schröpfen den Tränenfluss sowie die Lidschlagfrequenz. Dadurch entsteht ein Flüssigkeitsfilm, der wirksam vor müden Augen und auch vor Bindehautentzündungen schützt. Die Schröpftherapie bringt beim trockenen und müden Auge oft verblüffende Erfolge. Wer beispielsweise während einer längeren Autofahrt Probleme mit seinen Augen bekommt, fährt am besten auf einen Parkplatz, um sich für ein paar Minuten den Schröpfkopf anzusetzen. Danach fällt das Sehen wieder leichter. Als Muntermacher für die Augen wirkt Schröpfen deutlich zuverlässiger als die sonst übliche Tasse Kaffee.

Auch herzhaftes Gähnen hilft, die Augenmuskulatur besser zu entspannen. Die Augen weiten sich dabei und werden von der Tränenflüssigkeit befeuchtet.

Die Anwendung

Setzen Sie einen relativ kleinen Schröpfkopf direkt unter Ihre Kinnspitze. Dort liegt eine Reflexzone für die Augen. Die Anwendung dauert etwa zehn Minuten. Wenn Sie etwa zwölf Schröpfkuren am Kinn hinter sich haben, können Sie die Anwendungsdauer auf fünf Minuten reduzieren. Es reicht, ein mittelstarkes Vakuum aufzubauen. Das Schröpfen am Kinn kann täglich wiederholt werden.

Wird die Harninkontinenz von Fieber, Brennen beim Wasserlassen oder starken Schmerzen begleitet, muss umgehend ein Arzt aufgesucht werden! In diesem Fall besteht der Verdacht auf eine schwere Harnwegsinfektion, die unbedingt behandelt werden muss.

Blasenschwäche (Harninkontinenz)

Symptome

Unwillkürlicher Abgang von Urin, vor allem während des Schlafens sowie bei ruckartigen Bewegungen, wie z. B. Husten und Lachen.

Ursachen

Harninkontinenz kann durch Infektionen der ableitenden Harnwege, Harnwegsfehlbildungen oder – vor allem bei Frauen – durch die so genannte Reizblase ausgelöst werden, bei der sich die Blasenmuskeln in regelmäßigen Abständen zusammenziehen und so den Harndrang stark erhöhen. Bei älteren Menschen kann aber auch eine allmählich einsetzende Schwäche des Beckenbodens und der Blasenschließmuskeln vorliegen, bei gutartigen Prostatavergrößerungen des Mannes kommt es ebenfalls zum ungewollten Urinabgang. Die Schröpftherapie hilft in erster Linie bei altersbedingter Beckenboden- und Blasenmuskelschwäche sowie bei der Prostatavergrößerung.

Mit Schröpfen heilen

Bei altersbedingter Blasenschwäche zählt die Schröpftherapie aufgrund ihrer kräftigenden und durchblutungsfördernden Wirkungen zu den Mitteln der ersten Wahl. Besonders positiv wirkt sich das Schröpfen auf die Muskeln und das Bindegewebe im Beckenboden aus. Dadurch kommt es seltener zum ungewollten Urinabgang bei Husten, Niesen oder Lachen.

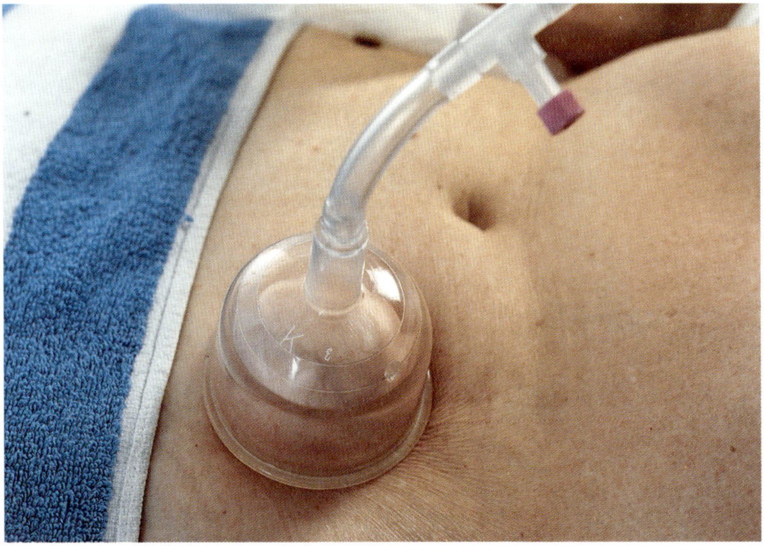

Das nebenstehende Bild zeigt das richtige Ansetzen der großen Schröpfsaugschale bei Blasenschwäche.

Die Anwendung

Setzen Sie eine große Saugschale abwechselnd links und rechts zwischen Schambein und Bauchnabel auf. Die Anwendung erfolgt dreimal pro Woche für 20 Minuten. Wechseln Sie häufiger mittels der Scherengriff-Vakuumpumpe die Schröpfintensität. Der Unterdruck darf dabei nicht so kräftig sein, dass es zu Schmerzen im Unterleib kommt.

In Deutschland werden jährlich etwa 60 000 künstliche Hüftgelenke eingesetzt. Die Hauptursachen, die zu einer so genannten Endoprothese führen, sind eine zu starke Belastung der Gelenke (z. B. durch körperliche Schwerarbeit und sportliche Überlastungen) und der damit verbundene Verschleiß.

Hüftschmerzen

Symptome

Starke, bisweilen stechende Schmerzen in der Hüfte, vor allem, wenn nach längerem Sitzen versucht wird, das Bein zu bewegen.

Ursachen

Hüftgelenksschmerzen gehören zu den typischen Beschwerden im Alter, denn die Hüften müssen ein Leben lang das gesamte Gewicht des Oberkörpers tragen und Belastungen, die z. B. durch Laufen oder Hüpfen entstehen, standhalten.

Mit Schröpfen heilen

Die Schröpftherapie lindert die Entzündungen und Schmerzen im Bereich der Hüfte, das Gelenk wird wieder deutlich beweglicher. Oft lassen sich schon nach der ersten Behandlung deutliche Besserungen beobachten. Längerfristigen Erfolg verspricht jedoch nur eine Therapie über mehrere Monate.

Die Anwendung

Setzen Sie eine große Saugschale direkt auf das schmerzende Hüftgelenk, am besten morgens sofort nach dem Aufstehen. Erhöhen Sie den Unterdruck. Schröpfen Sie kräftig, aber achten Sie darauf, dass die Schmerzen erträglich bleiben. Die tägliche Anwendungsdauer beträgt etwa 20 Minuten. Voraussetzung ist allerdings, dass der Bluterguss von der Behandlung am Vortag vollständig abgeklungen ist. Nach der Behandlung können Sie Hüfte und Oberschenkel noch mit streichenden Handbewegungen von oben nach unten massieren.

Treten Magenschmerzen plötzlich und heftig auf und sind von Erbrechen, starkem Aufgeblähtsein, Fieber, keuchender Atmung oder rasendem Puls begleitet, muss umgehend ein Notarzt gerufen werden. Auch wenn Ihre Magenprobleme trotz Selbstbehandlung länger als zwei Wochen anhalten oder immer wiederkehren, sollten Sie einen Arzt aufsuchen.

Magenschmerzen

Symptome

Schmerzen im oberen Bauchbereich, oft in Begleitung von Druckgefühl.

Ursachen

Die häufigste Ursache ist ein überforderter Magen infolge von Völlerei und dem Verzehr fetter oder verdorbener Speisen.

Mit Schröpfen heilen

Schröpfen wirkt krampflösend und schafft außerdem ungünstige Lebensbedingungen für Bakterien. Von noch größerer Bedeutung ist allerdings die anregende Wirkung der Schröpftherapie auf den Parasympathikus. Dieser Nervenstrang ist nervlicher Hauptmobilisator der Magenarbeit. Wird er angeregt, wird auch die Magentätigkeit angeregt.

Die Anwendung

Setzen Sie einen möglichst großen Schröpfkopf direkt auf den schmerzenden Magenbereich. Erhöhen Sie den Unterdruck nur so weit, dass es für Sie erträglich ist – es sollte allerdings recht kräftig geschröpft werden. Bei starken Schmerzen oder bei großem Bauchvolumen können auch zwei Saugschalen aufgesetzt werden. Die Anwendungsdauer beträgt 10 bis 15 Minuten.

Menstruationsbeschwerden

Symptome

- Starke Blutung (Sie verbrauchen mehr als sechs Binden oder Tampons pro Tag)
- Häufig krampfartige Schmerzen im Unterleib
- Übelkeit, Erbrechen
- Kopfschmerzen
- Depressive Verstimmungen
- Mögliche Komplikationen: schleichende Blutarmut mit Konzentrations- und Kreislaufschwäche

Oftmals sind Menstruationsbeschwerden die Folge von mehr oder weniger unbewussten Ängsten. Hier kann dann die Anwendung von Johanniskrautpräparaten sinnvoll sein.

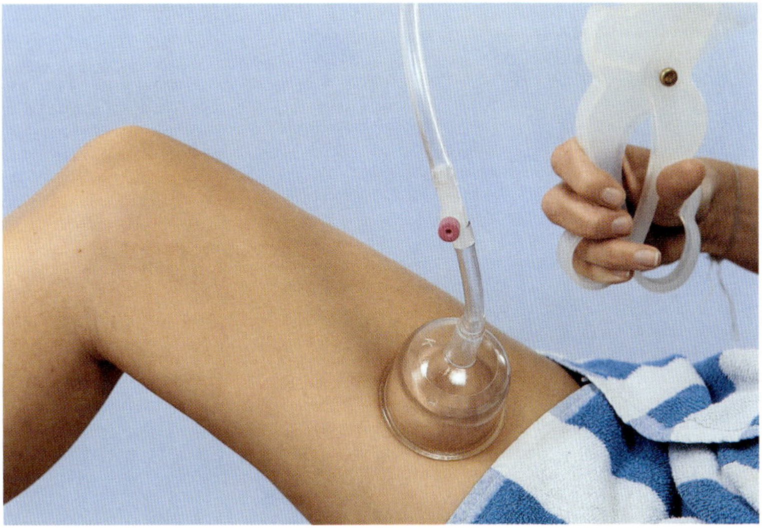

Bei Menstruationsbeschwerden kann entweder an den Brustdrüsen, auf der Linie zwischen Schambein und Bauchnabel oder an der Innenseite des Oberschenkels geschröpft werden, wie in nebenstehendem Bild gezeigt wird.

Ursachen

Als biologische Ursachen kommen ungewöhnliche Gewebebildungen in der Gebärmutter, Hormonschwankungen sowie bestimmte Verhütungsmittel, wie z. B. Intrauterinpessar (»Spirale«) und Antibabypille, infrage. Oft spielen aber auch psychische Faktoren mit, denn kein weibliches Phänomen ist in der Geschichte so verteufelt worden wie die Menstruation. Sie galt lange Zeit nicht nur als »schmutzig«, sondern auch als Beweis dafür, dass die Frau ihrer zugedachten Rolle als Gebärerin nicht nachgekommen ist. Mittlerweile hat sich einiges an diesen Vorurteilen geändert, aber noch lange nicht alles. Immer noch wird die Regelblutung von manchen Frauen schamhaft verschwiegen – mit der Folge, dass sich Körper und Psyche verspannen und mit starken Menstruationsbeschwerden reagieren.

Bei Menstruationsbeschwerden kann das Schröpfen auf den Brustdrüsen oder aber auf der Linie zwischen Bauchnabel und Schambein erfolgen. Die erste Anwendungsmöglichkeit dient eher der dauerhaften Stabilisierung, während letztere eher zur Behandlung von akuten Regelschmerzen geeignet ist.

Mit Schröpfen heilen

Die Vakuumtherapie wirkt krampflindernd, längerfristig stabilisiert sie die Gebärmutter, so dass bei den Regelblutungen weniger Blut abgegeben wird. Einige Schröpftherapeuten vermuten außerdem, dass durch das Schröpfen auch die Hormonbildung beeinflusst wird.

Die Anwendung

Die klassische Schröpfanwendung erfolgt über zwei Schröpfköpfe, die auf die Brustdrüsen gesetzt werden. Diese Anwendung kann unmittelbar vor oder aber auch noch nach dem Einsetzen der Regel erfolgen; möglich ist auch eine Wiederholung ein- bis zweimal pro Woche, um die Gebärmutter dauerhaft zu stabilisieren. Die Anwendung dauert 15 Minuten, wobei der Druck in den Schröpfköpfen immer wieder variiert werden sollte. Für das Schröpfen an der Brust bietet der Markt mittlerweile spezielle Saugschalen an.

Eine Alternative dazu ist das Schröpfen auf einer Linie zwischen Schambein und Bauchnabel. Diese Anwendung hat jedoch nur Sinn, wenn sie vor dem erwarteten Beginn der Regel zum Einsatz kommt. Entweder wandern Sie mit einem Schröpfkopf auf der Linie zwischen Schambein und Bauchnabel auf und ab, wobei Sie jeweils für ein bis zwei Minuten an einer Stelle bleiben, um dann mit reduziertem Vakuum zur nächsten Stelle zu gleiten, an der dann der Unterdruck wieder erhöht wird, oder aber Sie setzen zwei Schröpfköpfe auf diese Linie, die schließlich 10 bis 15 Minuten lang an dieser Stelle bleiben.

Muskelkater/Muskelzerrung

Symptome bei Muskelkater

Muskelschmerzen, etwa 24 bis 36 Stunden nach intensiver sportlicher Belastung; typisch für den Muskelkaterschmerz ist, dass er nicht punktuell auftritt, sondern sich über relativ große Muskelflächen verteilt.

Ursachen von Muskelkater

Muskelkater ist die schmerzhafte Folge von mikroskopischen Verletzungen. Diese Schäden werden wiederum provoziert durch nachgebende Bewegungen (z. B. beim Liegestütz und Bergabwandern) und durch hohe Milchsäurekonzentrationen aufgrund hoher Belastungen oder einem schlechten Trainingszustand.

Dass der Muskelkater erst 24 bis 36 Stunden nach der sportlichen Betätigung einsetzt, liegt daran, dass die Muskelfasern in ihrem Inneren keine Sinneszellen haben, die das Gehirn über Schäden informieren könnten. Die einzigen Sinneszellen sitzen am Faserrand und müs-

Bei einem Muskelkater kann unmittelbar nach Schmerzeintritt mit dem Schröpfen begonnen werden, da die Schmerzen mit einiger Verzögerung auftreten. Bei der Muskelzerrung hingegen sind Schmerz- und Verletzungseintritt nahezu identisch. Wie bei der Massage sollte man daher 48 Stunden warten, bis man mit dem Schröpfen beginnt.

Erste Hilfe bei Muskelzerrung

Kältekompressen unmittelbar nach Verletzungseintritt verhindern Schwellungen. So wird es gemacht:

- Wickeln Sie ein paar Eiswürfel in ein Handtuch, und pressen Sie es auf die schmerzende Stelle.
- Wickeln Sie neue Eiswürfel in das Handtuch, wenn sich die Kompresse zu erwärmen beginnt.
- Die Kälteanwendung sollte mindestens 30 Minuten lang dauern und auch später immer wiederholt werden.

sen warten, bis die »Unfallnachricht« aus dem Faserinneren, beispielsweise in Form von abtransportiertem Zellmaterial, bei ihnen angekommen ist.

Symptome bei Muskelzerrung

Zunächst ist nur ein leichtes Ziehen spürbar, doch schon bald kommt es zu Verkrampfungen; ein Gefühl, als ob der betroffene Muskel quasi zu kurz geraten sei. Nach einigen Stunden kann es zu einer Verfärbung an der gezerrten Stelle kommen. Ist auch eine Unterbrechung im Muskelverlauf spürbar, muss ein Arzt hinzugezogen werden.

Ursachen der Muskelzerrung

Zerrungen sind besonders häufig bei Muskeln, die über mehrere Gelenke ziehen (wie etwa Waden-, Oberschenkel- und Oberarmmuskeln). Schlechtes Aufwärmen, kalte Umgebungstemperaturen, Stress, bestehende Infekte und Muskelkater begünstigen die Entstehung von Zerrungen. Bei der Zerrung handelt es sich um einen Muskelfaserriss ersten Grades, d. h., dass weniger als fünf Prozent der Muskelfasern gerissen sind. Demgegenüber sind bei einem Muskelfaserriss zweiten Grades mehr als fünf Prozent der Fasern durchtrennt; oftmals ist im Muskel eine deutliche Lücke zu spüren.

Nach schweren Muskelverletzungen können große Narben im Muskel zurückbleiben, die seine Leistungsfähigkeit dauerhaft zurücksetzen. Durch Schröpfen kann die Narbenbildung deutlich verringert werden.

Mit Schröpfen heilen

Schröpfkopfmassagen fördern Lymphfluss und Durchblutung und unterstützen dadurch den Abtransport von Stoffwechselzwischenprodukten und geschädigtem Zellmaterial aus gezerrten und »verkaterten« Muskeln. Darüber hinaus wirken sie schmerzhemmend. Die Behandlung von Muskelverletzungen zählt sicherlich zu den großen Stärken der Schröpftherapie. Oft reicht bereits eine einmalige Schröpfkopfbehandlung aus, um die Beschwerden deutlich zu reduzieren. Bei Muskelzerrungen kann die Schröpfkopfmassage im Abstand von zwei Tagen regelmäßig wiederholt werden – vorausgesetzt, dass sich die Hautverfärbungen (blauer Fleck) durch die letzte Schröpfsitzung bereits wieder zurückgebildet haben.

Die Anwendung

Verreiben Sie etwas Massageöl auf dem schmerzenden Muskelbereich. Dann setzen Sie ein passendes Schröpfgefäß auf. Damit wandern Sie dann auf dem Muskel in Zwei-Zentimeter-Abständen von einem Punkt zum nächsten, wobei Sie während des Gleitens mit dem Ventil etwas (aber nicht vollständig) vom Unterdruck reduzieren. Die Länge der Anwendung hängt von der Größe des verletzten Muskels ab. Bei Rücken- und Oberschenkelmuskeln dauert sie etwa 15 bis 20 Minuten lang, bei Waden- und Armmuskeln etwa zehn Minuten lang.

Muskelkrämpfe

Symptome

Der Muskel verharrt in einem schmerzhaften Spannungszustand, der durch eigenen Willen nicht mehr gelöst werden kann.

Ursachen

Meist handelt es sich um eine Unterversorgung des Muskels durch Flüssigkeits- oder Mineralienmangel, Überanstrengung, psychische Blockaden oder Kälteschock; aber auch Diabetes mellitus oder Erkran-

Enge Socken schnüren die Blutzufuhr zu den Zehen ab, wo es dann zu schmerzhaften Krämpfen kommen kann. Achten Sie daher immer auf Ihre richtige Sockengröße.

Erste Hilfe bei Muskelkrämpfen

- Dehnen Sie den verkrampften Muskel kräftig, aber nicht ruckartig.
- Den Wadenmuskel dehnen Sie am besten in Rückenlage bei gebeugtem Kniegelenk, die Fußspitzen werden schließlich behutsam nach oben gezogen. Orientieren Sie sich dabei an Ihrem Gefühl.
- Der Wadenkrampf verschwindet schneller, wenn Sie sich vor der Muskeldehnung für 5 bis 10 Sekunden lang einen Beutel mit Eiswürfeln in die Kniekehle drücken.
- Im Anschluss an diese Kühlung erweitern sich die Blutgefäße schlagartig in Richtung Unterschenkel.

kungen der Wirbelsäule können zu Krämpfen führen. Am häufigsten sind Waden- und Zehenmuskeln von Krämpfen betroffen. Auf ihnen lastet ein Großteil des Körpergewichts, wodurch sie mitunter stark beansprucht werden. Der Wadenmuskel zieht außerdem über zwei Gelenke, nämlich über das Fuß- und das Kniegelenk, wobei er auf das Fußgelenk streckend und auf das Kniegelenk beugend wirkt. Bei bestimmten Bewegungsabläufen (wie beispielsweise beim Brustschwimmen, wobei das Kniegelenk mit angezogenen Füßen ständig gebeugt und gestreckt wird) findet er dadurch kaum zur Entspannung, mit der Folge, dass er immer schlechter durchblutet wird und schließlich schmerzhaft verkrampft.

Bei Muskelkrämpfen werden immer wieder Mineralstoffpräparate verordnet, mit der vagen Hoffnung, dass sie helfen. Die Schröpftherapie setzt jedoch gezielt beim Stofftransport an, der beim Muskelkrampf gestört ist. Deswegen sind seine Heilungschancen hier deutlich höher einzuschätzen.

Mit Schröpfen heilen

Schröpfköpfe verbessern die Durchblutung und fördern zudem die Regeneration des verkrampften Muskels; außerdem wirken sie krampflösend und schmerzhemmend. Durch regelmäßige Schröpfanwendungen lässt sich insgesamt die Krampfneigung der Muskulatur sehr gut verringern.

Die Anwendung

Akuter Krampf: Die Anwendung erfolgt im unmittelbaren Anschluss an den Krampf. Reiben Sie den betroffenen Muskelbereich zuerst mit etwas Massageöl ein. Dann wandern Sie an dieser Stelle mit einem kleinen Schröpfglas auf und ab. Der Druck sollte dabei eher im mittleren Bereich liegen, und die Schröpfkopfmassage sollte keine Schmerzen bereiten.

Zur längerfristigen Krampflinderung: Hier muss ein deutlich intensiverer Reiz gesetzt werden als in der Behandlung des akuten Krampfs. Reiben Sie auch in diesem Fall den betroffenen Muskel mit etwas Massageöl ein. Wählen Sie dann ein möglichst großes Schröpfglas, mit dem ebenfalls im Bereich des Muskels auf- und abgewandert wird. Der Druck sollte dabei allerdings möglichst kräftig sein. Wiederholen Sie die Anwendung in den ersten vier Wochen zweimal pro Woche, später nur noch einmal pro Woche.

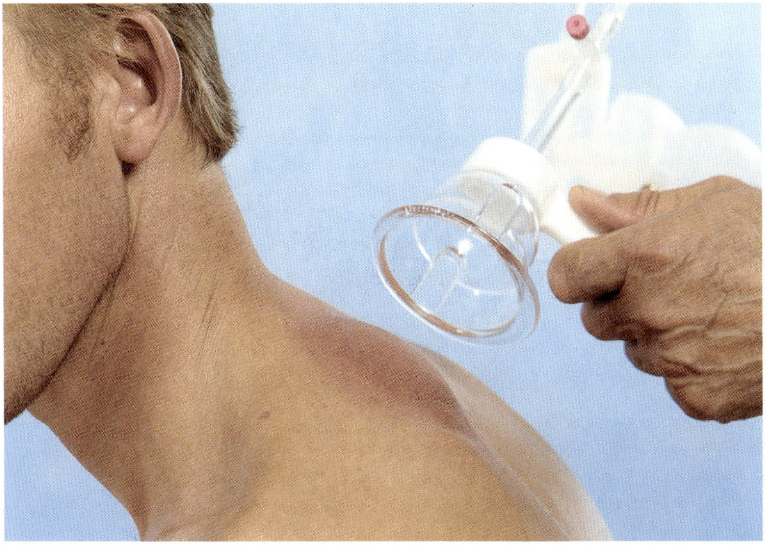

Bei Nackenverspannungen wird die Griffsaugschale direkt auf den schmerzenden Bereich gesetzt. Nach einer kurzen Pause lässt man sie weiterwandern, bis schließlich die gesamte Problemzone behandelt wurde.

Nackenschmerzen

Symptome

Der Nacken ist hart und verspannt; die Muskeln schmerzen, wenn sie gedehnt oder massiert werden.

Ursachen

Hauptursachen für Nackenschmerzen sind einseitige Belastung (z. B. Bildschirmarbeit) und Stress. Darüber hinaus darf nicht vergessen werden, dass der im Nacken sitzende Kapuzenmuskel in seinem Faserverlauf sehr komplex ist und dadurch schon anatomisch für Verspannungen prädestiniert ist.

Mit Schröpfen heilen

Bei Nackenschmerzen zählt Schröpfen mit zu den besten Naturheilmitteln. Es senkt die Muskelspannung und sorgt für den rascheren Abtransport schmerzauslösender Substanzen. Wichtig ist allerdings, dass möglichst kräftig geschröpft wird. (Zu Migräne siehe Seite 82.)

Nackenschmerzen sind keine Bagatellerkrankung. Sie können nicht nur zu Kopfschmerzen führen, sondern es kann, durch die mit ihnen verbundene Schonhaltung, zu einer Fehlbelastung und damit sogar zu Schäden an der Halswirbelsäule kommen.

Die Anwendung

Setzen Sie möglichst große Saugschalen direkt auf die schmerzempfindlichen Punkte. Bauen Sie dann den Unterdruck mit der Scherengriff-Vakuumpumpe auf, lassen Sie das Glas einige Minuten lang auf einer Stelle, und bauen Sie danach den Unterdruck ab. Anschließend bewegen Sie das Schröpfglas einige Zentimeter weiter. Die Anwendung dauert etwa 20 bis 30 Minuten lang, je nach Größe des verspannten Muskelbereichs. Sie kann alle zwei Tage wiederholt werden. Nach Abklingen der Beschwerden empfiehlt sich, zur Vorbeugung eines Rückfalls einmal pro Woche weiter zu schröpfen.

Neuralgien bereiten starke Schmerzen; das wiederum erhöht die Gefahr des Schmerzmittelmissbrauchs. Dabei wirken die handelsüblichen Schmerzmittel viel zu langsam, als dass sie direkt auf einen akuten Neuralgieanfall reagieren könnten. Schröpfköpfe können hier möglicherweise schnellere Hilfe leisten.

Nervenschmerzen (Neuralgien)

Symptome

Heftige Schmerzschübe, die am betroffenen Nerv entlangführen; am häufigsten ist die Trigeminusneuralgie. Hier ist der fünfte Gesichtsnerv betroffen; dadurch kommt es zu Schmerzanfällen in einer der beiden Gesichtshälften, die schon durch kleine Reize, z. B. durch Temperaturreize oder Bewegungen des Unterkiefers, ausgelöst werden. Oft ist auch das Sehvermögen eingeschränkt.

Ursachen

Nervenschmerzen können durch Reizung oder Schädigung von Nerven entstehen. Stoffwechselkrankheiten wie Gicht und Diabetes mellitus, die das Säure-Basen-Gleichgewicht ins saure Milieu verschieben, können ebenfalls in eine Neuralgie münden. Oft sind jedoch Neuralgien psychosomatischer Natur. Einige Psychotherapeuten und Ärzte interpretieren vor allem die Trigeminusneuralgie als die körperliche Umsetzung des Gefühls, stets zu den »Ins-Gesicht-Geschlagenen« zu gehören. Mit anderen Worten: Wer fortwährend das Gefühl hat, von seiner Umwelt und seinen Mitmenschen verletzt zu werden, verleitet seinen Körper dazu, das Gesicht zu verspannen, es in einem unerträglichen Schmerzanfall zu verzerren. Nicht umsonst sind Trigeminusneuralgien bei depressiv veranlagten Menschen besonders häufig.

Mit Schröpfen heilen

Neuralgien gehören zu den klassischen Anwendungsgebieten der Schröpftherapie. Sie fördert den Abtransport schmerzauslösender Stoffe. Darüber hinaus setzt sie auf den Körper starke Reize, so dass auf den Nervenbahnen weniger Schmerzsignale zu den Wahrnehmungszentren ins Gehirn gelangen können – in der modernen Schmerztheorie wird dieser Effekt als Gate-Control-Technik bezeichnet.

Die Anwendung

Die Anwendung erfolgt über Schröpfköpfe, die im schmerzenden Bereich aufgesetzt werden. Im Fall der Trigeminusneuralgie im Gesicht sollten möglichst kleine Gläser verwendet werden. Die Anwendung dauert je nach Größe der schmerzenden Fläche 20 bis 30 Minuten lang. Im akuten Schmerzanfall sollten die Gläser direkt auf die betroffenen Stellen aufgesetzt werden – dies sorgt oft für eine rasche Linderung. Zur längerfristigen Behandlung wird die Schröpfanwendung zweimal pro Woche wiederholt.

Über Potenzschwäche und Prostataprobleme wird meist geschwiegen, erst recht über die Behandlung mit einem Unterdruckgerät. Tatsache ist jedoch, dass beide Erkrankungen einen starken Leidensdruck aufbauen und dass man diesen Leidensdruck mit Hilfe der Schröpftherapie wirkungsvoll abbauen kann.

Potenzschwäche/Prostatabeschwerden

Symptome der Potenzschwäche

Der Mann kann trotz starker sexueller Lust keine Gliedsteife erreichen oder über die notwendige Zeit erhalten.

Ursachen der Potenzschwäche

Organische Durchblutungsstörungen können eine Rolle spielen, meist sind jedoch psychische Probleme (z. B. Versagensangst, beruflicher Stress, Partnerschaftsprobleme) die Ursache.

Symptome der gutartigen Prostatavergrößerung

Etwa 60 Prozent aller Männer über 50 Jahre leiden am Prostataadenom, auch Prostatahyperplasie genannt. Im Anfangsstadium nimmt der Harndrang zu, später fällt das Harnlassen immer schwerer.

Mitunter wird man sogar zum Bettnässer, und in einigen Fällen kommt es zu Potenzstörungen – alles Probleme, über die man nicht gern spricht, weswegen die betroffenen Männer auch schweigen und mit der Behandlung lange warten.

Ursachen der gutartigen Prostatavergrößerung

Hauptursache ist ein Stoff namens Aromatase. Dieses Enzym sorgt dafür, dass Männer in zunehmendem Alter mehr Östrogen anstelle von Testosteron produzieren. Dieser Prozess stachelt wiederum die Vorsteherdrüse zu ungebremstem Wachstum an, die dann ihrerseits auf die Harnblase drückt.

Die Schröpftherapie hat vor allem dann Erfolge, wenn die Potenzschwäche psychische Gründe hat – was meist der Fall ist. Liegen hingegen organische Schäden vor, sind ihre Chancen geringer. In jedem Fall sollten die Ursachen aber mit einem Arzt abgeklärt werden.

Mit Schröpfen heilen

Die Behandlung von Potenzschwäche und Prostataproblemen gehört zu den großen Errungenschaften der modernen Vakuumgeräte, ihr Erfolg ist vielfach belegt, und das nicht nur in Einzelfällen, sondern im Fall der Potenzschwäche auch in einer klinischen Studie am nephrologischen und urologischen Forschungsinstitut in Kiew.
Dort wurden 197 Patienten mit Impotenz, Erektionsverlust und allgemeinen Sexualstörungen über drei Jahre hinweg mit lokalem Unterdruck behandelt. Das Ergebnis: Bei 96 Prozent der Behandelten unter 45 Jahren waren die Störungen dauerhaft verschwunden. Bei den Patienten über 45 Jahren zeigte sich bei 69 Prozent ein dauerhafter Erfolg, wobei die Quote bei Patienten mit psychisch bedingter Potenzschwäche besonders hoch war (91 Prozent).

Die Anwendung

Die Anwendung erfolgt in beiden Fällen über spezielle Schröpfgeräte, die an die Form des Penis angepasst sind (so genannte Trimmkondome). Das Glied muss vor der Anwendung mit Öl eingerieben werden. Nach dem Aufsetzen wird der Unterdruck sehr langsam aufgebaut, um das Gewebe ganz gezielt zu trainieren. Nähere Anwendungshinweise entnehmen Sie bitte der Packungsbeilage, die den Trimmkondomen beiliegt.

Rückenschmerzen

Symptome

Rückenschmerzen können sich schleichend einstellen, also schwach anfangen und sich allmählich steigern. Sie können aber auch, wie z. B. beim Hexenschuss, anfallartig auftreten und sich in einer akuten, äußerst schmerzhaften Muskelverspannung äußern.

Ursachen

Es sind vor allem sechs Faktoren, die das Entstehen von Rückenbeschwerden begünstigen:

- Kälte im Rückenbereich, z. B. durch offene Fenster und Türen oder durchgeschwitzte Kleidung; die Durchblutung in Muskeln und Gelenken verschlechtert sich – eine ideale Voraussetzung für Verletzungen
- Langes Sitzen; die Durchblutung verschlechtert sich
- Falsche Belastung; Lasten werden mit vornüber gebeugtem Rücken gehoben, die Wirbelsäule muss unerwartete Drehungen vollziehen
- Bewegungsmangel; er führt schließlich zu Muskelschwäche in den Bauch- und Rückenmuskeln, mit denen die Wirbelsäule stabilisiert und geschützt wird

Der Unterschied zwischen Hexenschuss und Ischiasbeschwerden liegt darin, dass sich beim Hexenschuss die Beschwerden auf den unteren Bereich der Lendenwirbelsäule beschränken; sie strahlen – im Unterschied zu Ischiasbeschwerden – nicht in die Beine aus.

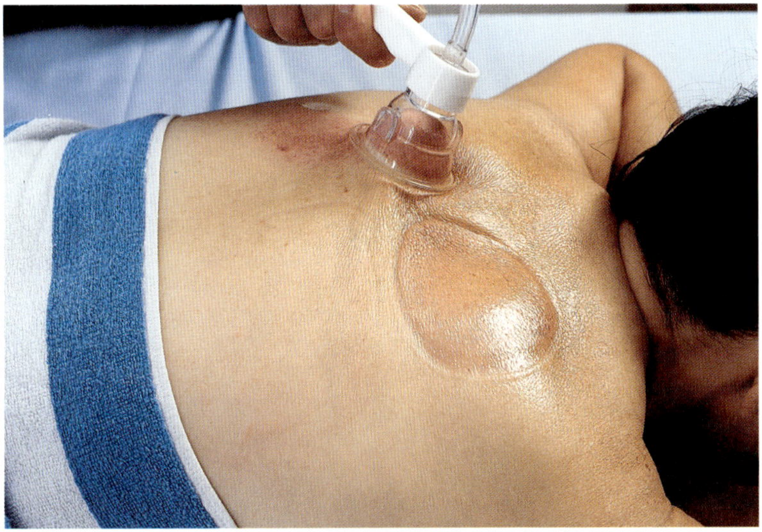

Besonders wirkungsvoll bei Rückenschmerzen ist die Schröpfmassage. Dazu wird der Rücken mit Öl eingerieben, dann wandert man mit dem Schröpfkopf links und rechts der Wirbelsäule entlang.

- Stress; er führt zu ständigen Muskelverspannungen, das Risiko von Muskelverletzungen steigt
- Übergewicht; hohes Körpergewicht belastet alle Gelenke, also auch die Wirbelgelenke

Mit Schröpfen heilen

Schröpfen fördert den Abtransport schmerzauslösender Stoffe und die Regeneration in den Wirbelgelenken. Darüber hinaus kommt es zu einer deutlichen Entspannung der Rückenmuskulatur. Schröpfen eignet sich optimal zur Selbstbehandlung des berüchtigten Hexenschusses.

Schröpfen ist vor allem bei solchen Rückenbeschwerden chancenreich, die durch Kälte hervorgerufen wurden. Hier kann es schon nach wenigen Minuten zu einer spürbaren Linderung kommen.

Die Anwendung

Ertasten Sie die besonders schmerzempfindlichen Punkte auf dem Rücken. Dort werden die – möglichst großen – Schröpfköpfe aufgesetzt, pro Schröpfkopf mindestens fünf Minuten lang, mit wechselnder Vakuumintensität. Schröpfen Sie außerdem, je nach Schmerztoleranz, mit möglichst hohem Unterdruck. Als Alternative kommt auch eine Schröpfmassage infrage. Hierzu müssen Sie den Rücken mit etwas Öl einreiben, dann wandern Sie mit dem Schröpfkopf links und rechts von der Wirbelsäule von unten nach oben. Verweilen Sie immer wieder ein bis zwei Minuten lang an einigen Zwischenstationen, an denen Sie dann den Unterdruck erhöhen. Die Schröpfmassage kann 15 bis 20 Minuten lang dauern und bis zu dreimal pro Woche wiederholt werden. Sie soll vor allem die Rückenmuskeln entspannen.

Schlafstörungen

Symptome

Betroffene können entweder nicht einschlafen, schlafen zu wenig oder auch zu unruhig, wachen ständig wieder auf und können nicht durchschlafen – sie sind am nächsten Tag müde, überreizt und unkonzentriert. Manche Betroffene schlafen zwar lange und tief, fühlen sich aber dennoch erschöpft.

Ursachen

Menschen mit Schlafstörungen neigen häufig dazu, Stress für ihr Problem verantwortlich zu machen, doch dies muss keineswegs der Fall sein. Es gibt auch Krankheiten, die besonders häufig Schlafstörungen zur Folge haben, wie z. B. Herzerkrankungen, Bluthochdruck, Asthma bronchiale, rheumatische Erkrankungen, Schnarchen und Gliederzucken. Auch bestimmte Medikamente wie Beta-Blocker, Antibiotika, Aufputschmittel und Hormonpräparate (auch die Antibabypille) können Schlafprobleme fördern, genauso wie der übermäßige Genuss von Alkohol und Zigaretten. Ein weiterer Faktor für Schlafstörungen sind unregelmäßige Arbeitszeiten (Schicht- oder Nachtarbeit), da sie den normalen Schlaf-wach-Rhythmus beeinträchtigen. Im Alter nimmt das Schlafbedürfnis jedoch ab. Wer aber dennoch regelmäßig weniger als sechs Stunden schläft, schadet seiner Gesundheit.

Schlaflosigkeit ist zur Volkskrankheit geworden. Mittlerweile leiden etwa 30 Prozent der deutschen Bevölkerung an Schlaflosigkeit, und die Schlafforschung geht davon aus, dass die Hälfte von ihnen behandlungsbedürftig ist.

Mit Schröpfen heilen

Die Schröpftherapie hilft bei Schlafstörungen einerseits durch den entspannenden Effekt auf die Muskulatur, andererseits durch ihren anregenden Effekt auf den Parasympathikus. Dieser Nervenstrang des autonomen Nervensystems ist dafür zuständig, den Körper insgesamt auf Erholung und Entspannung einzustellen.

Die fünf goldenen Schlafregeln

- Immer zur gleichen Zeit zu Bett gehen und aufstehen. Auch das sonntägliche Ausschlafen »bis in die Puppen« sollte möglichst vermieden werden.
- Günstige Schlafbedingungen schaffen (dunkel, ruhig, gute Matratze, möglichst Bettwäsche aus Naturfasern)
- Kein Mittagsschlaf, kein Nickerchen zwischendurch
- Unmittelbar vor der Nachtruhe keine intensiven geistigen oder körperlichen Betätigungen mehr
- Nur wenig Alkohol und überhaupt keine Zigaretten und Aufputschmittel

Die Anwendung

Die Behandlung erfolgt am besten in einer Kombination; zum einen sollte mit großen Saugschalen auf der Nackenmuskulatur, zum anderen auf dem Sonnengeflecht (Solarplexus) der Magengrube geschröpft werden. Die Anwendung pro Bereich dauert 20 bis 30 Minuten, die Kombination wird zwei- bis dreimal pro Woche (am besten abends) wiederholt – bei chronischen Beschwerden zweimal täglich.

Um Schulterbeschwerden zu lindern, sollten Sie auch darauf verzichten, über Kopf, also mit den Armen oberhalb der Schulterachse, zu arbeiten. In dieser Position werden die Schultergelenke bei hoher Belastung extrem schlecht mit Blut versorgt.

Schulterschmerzen

Symptome

Schmerzen im Schulterbereich, die durch Bewegung im Gelenk verstärkt werden; mitunter ist von den Schultergelenken auch ein Knacken zu hören.

Ursachen

Schultergelenke reagieren sehr empfindlich auf häufiges Arbeiten »über Kopf«, wenn also die Arme oberhalb der Schulterachse arbeiten müssen. Außerdem finden wir im Schulterbereich oft eine Dysbalance

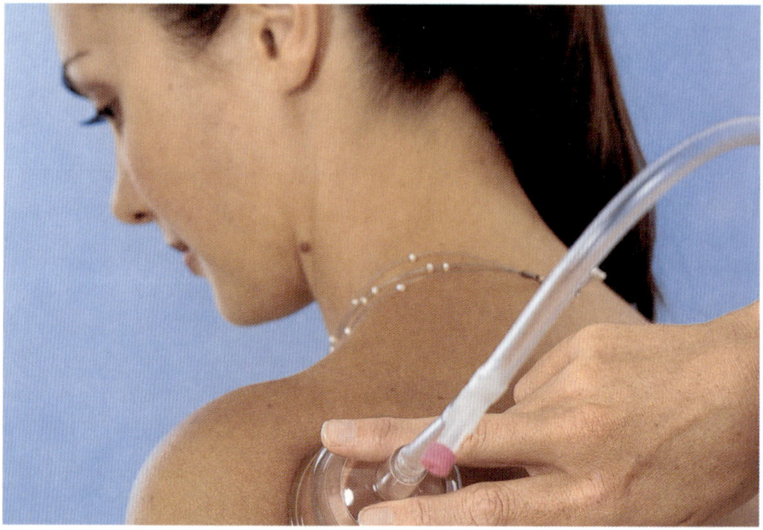

Bei Schmerzen in den Schultern wird zwei- bis dreimal pro Woche geschröpft. Die Saugschalen setzt man dabei direkt auf den problematischen Bereich.

zwischen den vorderen Muskeln (vor allem der Brustmuskulatur) und den hinteren Muskeln (vor allem den Muskeln zwischen den Schulterblättern). Dadurch kommt es zu Fehlbelastungen im Schultergelenk.

Mit Schröpfen heilen

Schröpfen wirkt entzündungshemmend und verbessert die Nährstoffversorgung im Schultergelenk. Mitunter kommt es sogar schon nach der ersten Anwendung zu einem deutlichen Nachlassen der Schmerzen und Beschwerden. Testen Sie, welche Punkte im Schulterbereich besonders druckempfindlich sind. Genau auf diesen Punkten wird dann geschröpft.

Die Anwendung

Verwenden Sie eine Schröpfglasgröße, mit der sich die Ränder luftdicht zur Haut abschließen lassen können. Pro Schmerzpunkt sollten Sie mindestens fünf Minuten lang mit wechselnder Vakuumintensität schröpfen. Die Anwendung erfolgt zwei- bis dreimal pro Woche.

Spannungskopfschmerzen

Spannungskopfschmerzen sind weit verbreitet. Sie befallen jährlich etwa 88 Prozent der Frauen und 69 Prozent der Männer.

Symptome

Der Schmerz verteilt sich, vom Hinterkopf kommend, diffus über die gesamte Schädeldecke. Die Patienten sprechen oft von einem Gefühl, als ob sie einen zu klein geratenen Helm aufgesetzt hätten.

Ursachen

Spannungskopfschmerzen haben meist psychische Ursachen. Die Betroffenen machen für ihre Beschwerden häufig den beruflichen Stress verantwortlich – eine Einschätzung, die auch wissenschaftlich gestützt wird, denn Situationen wie Termindruck, Angst vor Kündigung sowie Konflikte mit Kollegen, Vorgesetzten oder Kunden setzen in unserem Körper entwicklungsgeschichtlich sehr alte Stressreaktionen in Gang, die u.a. auch darin münden können, die Nackenmuskulatur – zum

Schutz vor weiteren »Nackenschlägen« – fortwährend anzuspannen. Die chronische Anspannung führt zuletzt zu einer schmerzhaften Muskelverhärtung, die sich bis zum Kopf erstrecken können; außerdem verschlechtert der dauernde Muskeldruck die Durchblutung in Richtung Kopf, was wiederum schmerzhafte Folgen haben kann.

Durch ihre entspannende Wirkung auf die Muskulatur im Nacken-Kopf-Bereich haben Schröpfköpfe bei Spannungskopfschmerzen besonders gute Chancen. Bei Migräne kommt die spezielle Schröpf-Streck-Therapie zum Einsatz.

Mit Schröpfen heilen

Die Schröpftherapie hat zum Ziel, die muskulären Spannungen im Nackenbereich zu lösen. Es wird daher auch nicht am Kopf geschröpft.

Anwendung

Setzen Sie die Schröpfköpfe auf jene Punkte im Nackenbereich, die Ihnen besonders hart vorkommen und eventuell druckempfindlich sind. Schröpfen Sie an diesen Stellen mindestens fünf Minuten lang, und verwenden Sie ein kräftiges Vakuum. Die Anwendung kann wöchentlich bis zu dreimal wiederholt werden. Wenn sich die ersten Erfolge einstellen, reduzieren Sie die Wochendosis auf zwei Einheiten. Sofern sich an den geschröpften Stellen ein kräftig rotvioletter Bluterguss zeigt, haben Sie an der richtigen Stelle gearbeitet. Markieren Sie diese Hautpartie mit einem hautfreundlichen Filzstift, um sie in der nächsten Schröpfsitzung leichter wieder finden zu können.

Sonderfall Migräne

Bei Migräne fasst die klassische Schröpfbehandlung nur mäßig. Besser hilft die von Wilhelm Kannengießer entwickelte Schröpf-Streck-Therapie. Dabei wird der fest aufgesaugte Schröpfkopf mit der Hand abgehoben und gedreht. Zusätzlich wird der Nacken gestreckt und die ganze Muskulatur miteinbezogen. Die künstlich erzeugten Schmerzen sollen die Migräneanfälle noch übertreffen, d. h., der Schmerz wird duch Schmerz besiegt. Dieser Vorgang wird vom Unterbewusstsein gespeichert. Zudem werden Blockaden im Nacken-Kopf-Bereich abgebaut. Die Folge: Die Migräneanfälle verschwinden. (Ein spezielles Migräneset erhalten Sie bei der Firma Fröhle, Adresse siehe Seite 94.)

Zusätzliche Behandlung – Haltungskorrekturen

Neben Schröpfkopfanwendungen sollten im Arbeitsalltag zusätzlich Haltungskorrekturen vorgenommen werden, um die Muskeln im Nacken- und Kopfbereich vor einseitigen Belastungen zu schützen. So sollte man während körperlich monotoner Arbeiten häufiger eine Pause machen und eventuell auch einen Zeitgeber einsetzen, der nach einer fest eingestellten Zeit – z. B. nach einer Stunde – ein Signal gibt.

Wertvolle Hilfen

Darüber hinaus empfiehlt sich – auch wenn er teuer ist und nicht vom Arbeitgeber bezahlt wird – die Anschaffung eines Stuhls mit dynamischer Rückenlehne; bei Arbeiten über Kopf sollten stets eine Leiter oder ein Hocker benutzt werden. Bei notwendigen Drehbewegungen ist es besser, sich mit dem ganzen Körper zu drehen, abrupte Bewegungen des Kopfs sind zu vermeiden. Automatische Ausgleichsreaktionen des Körpers, wie z. B. Gähnen, Zukneifen der Augen, Stirnrunzeln sowie Streck- und Reckbewegungen des Körpers, sollten außerdem nicht unterdrückt, sondern bewusst zugelassen werden, auch wenn es oft als etwas unhöflich und undiszipliniert gilt.

Sobald die Kopfschmerzen einsetzen, kann Pfefferminzöl helfen. Dazu sollten einige Tropfen des Öls sanft auf die Schläfen gerieben werden. Zusätzlich helfen Massagen und Lockerungsübungen.

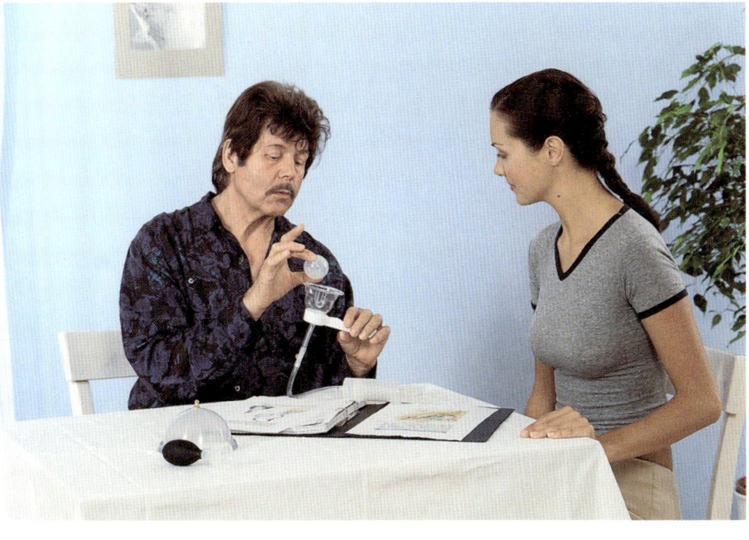

Das Migräneset besteht aus zwei Griffsaugschalen unterschiedlicher Größe und der Scherengriff-Vakuumpumpe. Gibt man in die Saugschalen noch eine Massagekugel, lässt sich dieses Set auch sehr wirkungsvoll gegen Zellulite einsetzen (Bezugsadresse siehe Seite 94).

Tennisarm

Symptome

- In den Unterarm ausstrahlende Schmerzen am äußeren Ellbogen
- Der Unterarm »kribbelt«, seine Muskulatur wird relativ schnell müde; sogar triviale Tätigkeiten wie Schreiben (mit Schreibmaschine oder Kugelschreiber) werden als Belastung empfunden

Ursachen

Die Hauptursachen für einen Tennisarm sind Überlastung und unphysiologische (falsch ausgeführte) Bewegungsabläufe. Beim Tennisarm handelt es sich um eine Entzündung am Ursprung der Handgelenksmuskulatur am Ellbogen. Die Entzündung kann sich nur auf die dortigen Sehnen oder Sehnenscheiden beschränken, sie kann aber auch auf die angrenzenden Schleimbeutel ausstrahlen.

Ist der Tennisarm aufgrund einer Sportart aufgetreten, die mit einem Schläger ausgeübt wird, z. B. Tennis oder Golf, sollte man die jeweilige Sportart mindestens vier bis sechs Wochen lang nicht ausüben.

Mit Schröpfen heilen

Grundsätzlich muss die Therapie des Tennisarms stets zum Ziel haben, im Sehnenansatz den Abtransport von schmerz- und entzündungsauslösenden Stoffen zu fördern. Das Problem hierbei ist jedoch, dass dieser Bereich in der Regel schlecht mit Blutgefäßen versorgt ist. Durchblutungsfördernde Salben haben daher nur wenig Chancen, ganz zu schweigen davon, dass ihre Wirkstoffe das dichte Sehnen- und Muskelgewebe oft nicht durchdringen können. Die Schröpftherapie hingegen verbessert nicht nur die Durchblutung, sondern auch den Abtransport problematischer Substanzen auf anderen Wegen, wie etwa über die Lymphe. Dem Schröpfen müssen daher bei der Behandlung des Tennisarms große Chancen eingeräumt werden.

Die Anwendung

Setzen Sie einen passenden Schröpfkopf direkt auf die schmerzende Stelle am Unterarm. Tasten Sie sich mit dem Unterdruck allmählich an Ihre Schmerzschwelle heran. Später sollten Sie den Unterdruck immer wieder variieren. Die Anwendung dauert etwa 30 Minuten und kann drei- bis viermal pro Woche wiederholt werden. Der Bluterguss aus der letzten Schröpfanwendung muss allerdings komplett verschwunden sein. Unmittelbar nach dem Schröpfen kann es zu einer Erstverschlimmerung der Schmerzen kommen, die jedoch nach einigen Minuten wieder abgeklungen sein sollte.

40 Prozent aller Männer und mehr als 50 Prozent aller Frauen haben kranke Venen, bei 15 Prozent lassen sich ausgeprägte Krampfadern feststellen. Der unauffällige Beginn der Erkrankung bringt es mit sich, dass die Betroffenen zu spät etwas dagegen tun und es dadurch oft zu schweren Problemen wie Schmerzen, Krämpfen in den Beinen und Venenentzündungen kommt.

Venenerkrankungen

Symptome

Die häufigsten Venenerkrankungen sind Krampfadern. Die Beine sind geschwollen und fühlen sich schwer an, die Haut juckt, und es kommt häufig zu nächtlichen Wadenkrämpfen. Entzünden sich die oberflächlichen Krampfadervenen (die Hauptursache ist fast immer eine Venenstauung, die durch einen Thrombus – ein Blutgerinnsel – ausgelöst wird), zeigt sich eine Rötung und Verhärtung der Haut. Die betroffene Stelle tritt deutlich hervor und fühlt sich heiß an. Typisch ist das Brennen in den Beinen, vor allem nach längerem Stehen. In schweren Fällen führt die Venenentzündung zu offenen Unterschenkelgeschwüren (Ulcus cruris).

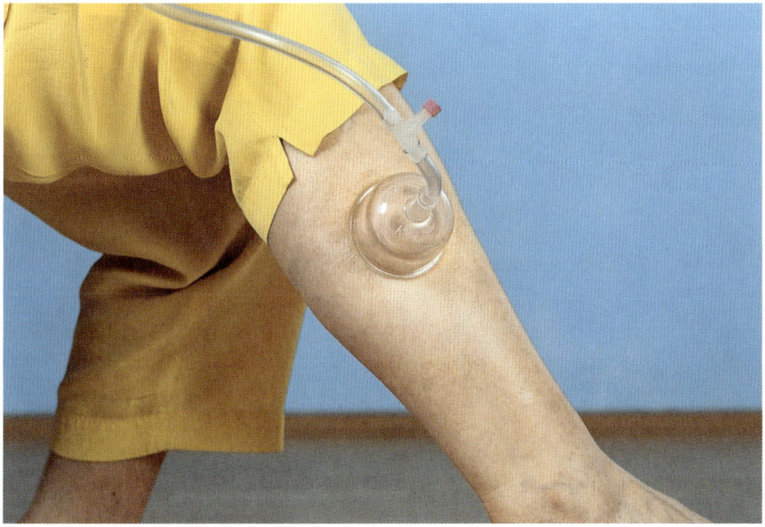

Bei Venenerkrankungen wird der Unterschenkel mit Öl eingerieben. Dann schröpft man von unten nach oben zunächst die Außenseite des Beins (siehe Bild), anschließend die Mitte und zum Abschluss die Beininnenseite.

Ursachen

Die bisherige medizinische Lehrmeinung lautet, dass Venenerkrankungen überwiegend physikalisch bedingt sind und durch eine Überfüllung des Venensystems in den Beinen hervorgerufen werden. Mit anderen Worten: Das Blut kann nicht ausreichend aus den großen Beinvenen abfließen, in der Folge steigt der Druck, und dieser sorgt wiederum dafür, dass sich die Adern deformieren und Wasser in das umliegende Gewebe gedrückt wird. Doch diese Erklärung scheint nicht mehr auszureichen.

Schröpfen zählt zu den risikoarmen Behandlungsmethoden bei Venenleiden. Bei bereits bestehenden Unterschenkelgeschwüren sollte es jedoch nicht mehr zum Einsatz kommen.

Gestörter Stoffaustausch

Nach heutiger wissenschaftlicher Erkenntnis müssen bei Venenerkrankungen auch die aktiven Leistungen der Gefäßwand selbst betrachtet werden. Hier steht vor allem die Gefäßinnenwand, das so genannte venoläre Endothel, im Blickpunkt. Es kontrolliert normalerweise den Stoffaustausch zwischen dem venösen Blut und dem umliegenden Gewebe. Doch die Endothelschicht – vor allem in den kleinen Venen – ist überaus anfällig für Gifte, Infekte und andere störende Einflüsse und wird dadurch immer wieder von Zellen des Immunsystems angegriffen. Es kommt zu Entzündungen und Schädigungen, die Kontrollfunktionen der Gefäßinnenwand werden dadurch stark eingeschränkt. Der Stoffaustausch gerät aus dem Gleichgewicht, aus dem venösen Blut wird Wasser in das umliegende Gewebe gedrückt, und die Fließeigenschaft des Bluts wird derartig nachteilig beeinflusst, dass schließlich auch die großen Venen Schwierigkeiten haben, es abzutransportieren.

Mit Schröpfen heilen

Eine sinnvolle Therapie sollte bei Venenerkrankungen über klassische Behandlungsmethoden, wie z. B. Kompressionsstrümpfe, Verödung und Operation, hinausgehen und auch die geschädigten Veneninnenwände stabilisieren. Und genau hier kann das Schröpfen hilfreich sein. Es schützt die Veneninnenwände vor giftigen Stoffen und verbessert den Lymph- und Blutabstrom aus den Unterschenkeln.

Die Anwendung

Bei Venenleiden haben sich vor allem Schröpfmassagen bewährt. Der Unterschenkel wird dazu zunächst mit Massageöl eingerieben. Dann setzen Sie den Schröpfkopf einige Zentimeter oberhalb des Fußknöchels auf. Von dort aus wandern Sie langsam nach oben, wobei der Unterdruck vor den Bewegungsphasen etwas reduziert, während der stationären Phasen etwas erhöht werden sollte. Schröpfen Sie nicht zu kräftig, um das Gewebe nicht zu überreizen. Führen Sie die Massage in drei Linien von unten nach oben durch: erst an der Außenseite des Beins, dann in der Mitte und schließlich an der Innenseite. Die Anwendung dauert etwa 20 bis 25 Minuten. Unmittelbar nach dem Schröpfen kann es zu einer Erstverschlimmerung kommen, die jedoch innerhalb der nächsten Stunde wieder verschwunden sein sollte. Die Anwendung kann zwei- bis dreimal pro Woche wiederholt werden. Die ersten spürbaren Besserungen der Beschwerden stellen sich nach etwa vier Wochen ein.

Eine ideale Sportart, um Venenerkrankungen vorzubeugen, ist das so genannte Venenwalking, da dabei die Muskelpumpe optimal aktiviert wird.

Venenerkrankungen vorbeugen

- Achten Sie auf Ihr Gewicht; jedes überflüssige Kilogramm drückt auf die Venen und behindert den Blutrückfluss.
- Vermeiden Sie zu langes Stehen, um Blutstauungen in den Beinen zu verhindern.
- Üben Sie einen Beruf aus, bei dem Sie viel stehen müssen, sollten Sie sich Ihre Beine ab und zu vertreten oder ein paar Übungen zwischendurch machen, z. B. mit den Füßen wippen.
- Betreiben Sie Beingymnastik, gehen Sie regelmäßig spazieren, joggen oder schwimmen. Nehmen Sie die Treppe statt Aufzug oder Rolltreppe.
- Vermeiden Sie eine übermäßige Erwärmung der Beine, z. B. durch lange Sonnenbäder oder Heizkissen.
- Hören Sie mit dem Rauchen auf; Nikotin verengt die Blutgefäße und fördert dadurch Blutstauungen.
- Trinken Sie viel Mineralwasser und Kräutertees, um sowohl die Fließfähigkeit des Bluts als auch den Blutdruck zu unterstützen.

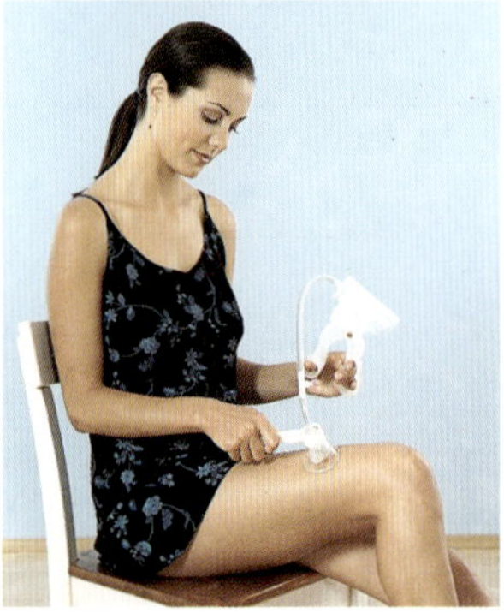

Die Schröpftherapie sorgt auch für strahlendes Aussehen.

Um den Körper und damit das Gewebe zu entschlacken, sollten Sie viel trinken. Ideal ist dabei auch grüner Tee, da er eine stark entgiftende Wirkung besitzt.

Schröpfen für die Schönheit

Was viele nicht wissen: Schröpfen ist nicht nur eine Heilmethode, um Krankheiten und Beschwerden zu lindern, sondern es kann noch sehr viel mehr. So verbessert es die so genannte Orangenhaut, ist eine wirksame Diätunterstützung und verhilft außerdem zu einem reinen Teint.

Zellulite

Zellulite ist ein Volksleiden, das wohl keinen Krankheitswert besitzt, dafür aber das Selbstwertgefühl stark beeinflussen kann. Etwa 50 Prozent aller Frauen über 30 Jahre sind davon betroffen. Verursacht wird Zellulite dadurch, dass Bindegewebestrukturen zwischen den Fettzellen in ihrer Festigkeit nachlassen. Die Fettzellen vergrößern sich, das Gewebe verliert an Form, und die Orangenhaut entsteht. Besonders häufig betroffen sind die Hautpartien an Gesäß und Oberschenkeln sowie am Oberarm. Zu den Hauptursachen für diese Art der Bindegewebsschwäche zählen Übergewicht und Bewegungsmangel. Außerdem ist erwiesen, das auch die Vererbung eine große Rolle spielt. Die kosmetische Beeinträchtigung, die die Zellulite verursacht, kann dabei sehr gravierend sein. Viele Frauen fühlen sich buchstäblich unwohl in ihrer Haut, meiden Schwimmbäder und verdecken selbst an heißen Sommertagen die betroffenen Hautpartien. Die Kosmetikindustrie hat zwar mittlerweile die unterschiedlichsten Zellulliteprodukte auf den Markt gebracht, doch das meiste davon ist sehr teuer, und die Erfolge bleiben häufig aus.

Die Schröpftherapie ist hingegen eine preisgünstige Behandlungsalternative, die aufgrund ihrer intensiven Reizwirkung große Erfolgschancen bietet. Wer erst einmal eine Ausstattung an Schröpfgeräten besitzt, dem entstehen später kaum noch Folgekosten.

So hilft Schröpfen

Schröpfen bekämpft Zellulite auf vielerlei Weise:

▶ Der Lymphfluss und die Durchblutung in den betroffenen Hautpartien werden angeregt.

▶ Schröpfen trainiert die Fähigkeit des Körpers, unerwünschte Stoffe aus Gewebeteilen zu entfernen, die vom Blutkreislauf nur schlecht erreicht werden. Genau dieser Effekt ist für die Behandlung des schlecht durchbluteten Gewebes von größtem Nutzen.

▶ Durch den intensiven Massageeffekt wird die Stabilität des Bindegewebes gestärkt.

▶ Die Haut wird intensiv durchblutet und erhält dadurch ein strafferes und rosigeres Aussehen. Ein Aspekt, der für die Zellulite von großer Bedeutung ist, denn die Orangenhaut sieht auch deswegen so unattraktiv aus, weil sie schlaff und blass ist und dadurch die Hautdellen stärker zum Vorschein kommen.

Die Anwendung

Für die Behandlung der Zellulite stehen so genannte Saugroller zur Verfügung. Es handelt sich dabei um Schröpfköpfe, in deren Hohlraum eine Massagekugel eingelassen ist. Ölen Sie also zunächst die betroffene Hautpartie sorgfältig ein. Danach den Schröpfkopf fest auf die Haut drücken und mit der angeschlossenen Scherengriff-Vakuumpumpe die Luft allmählich absaugen, um das Vakuum aufzubauen. Der Schröpfkopf wird durch den Unterdruck fest an die Haut gedrückt. Jetzt ziehen Sie ihn langsam über die eingeölte Haut. Die Massagebewegungen werden in Auf- und Abwärtsbewegungen durchgeführt – dabei sollte natürlich der gesamte Bereich abgedeckt werden, der von der Zellulite betroffen ist. Die Anwendung kann an Hüfte und Oberschenkel 15 bis 20 Minuten, am Oberarm etwa zehn Minuten dauern. Je nach Schweregrad der Zellulite wird das Schröpfen bis zu viermal wöchentlich wiederholt. Wichtig ist aber, dass von der vorherigen Schröpfanwendung keine Blutergüsse mehr zu sehen sind. Die ersten Erfolge zeigen sich nach etwa vier bis sechs Wochen. Dann können Sie mit der Dosierung etwas heruntergehen.

Die Schröpfkopfmassage kann auch im warmen Wasser der Badewanne durchgeführt werden. Dadurch kann der Reiz auf das Bindegewebe noch etwas gesteigert werden.

Schröpfen als Diäthilfe

Dieselben Schröpfeffekte, die bei der Behandlung von Zellulite hilfreich sind, können auch begleitend während einer Diät genutzt werden. Jeder, der eine Diät hinter sich hat, steht irgendwann vor dem Problem, dass seine Haut, die zuvor vom Fettgewebe straff gehalten wurde, nach dem Ende der Diät plötzlich deutlich an Spannung verliert – sie wirkt schlaff und zeigt oftmals sogar tiefe Falten. Mit dem Schröpfen kann auch diesem kosmetischen Verlust wirksam entgegengesteuert werden.

Jede Diät bedeutet für das Hautgewebe eine große Strapaze, insofern sie sich auf ein neues – verringertes – Körpervolumen einstellen muss. Mit Hilfe des Schröpfens kann ihr diese Umstellung erleichtert werden.

Wertvolle Begleitmaßnahme

In Versuchen an mehreren Patientinnen konnte beobachtet werden, wie weit dieser Effekt geht. Die Frauen führten gerade eine Diätkur durch und schröpften während dieser Zeit an ihrem rechten Bein; das linke Bein hingegen blieb unbehandelt. Nach vier bis sechs Wochen erfolgreichen Fastens zeigte das rechte, geschröpfte Bein deutlich weniger Falten und mehr Spannung als das linke Bein. Eine Patientin berichtete: »Ich fühle mich wie ein gespaltener Mensch: links alt, rechts jung.« Ein Missverhältnis, das aber schnell behoben werden konnte. Nachdem auch am linken Bein geschröpft wurde, zeigte sich die Haut mit jugendlichem Teint.

Wer sich also zu einer Diät durchringt, sollte sich gleichzeitig zu einer begleitenden Schröpfkur entschließen. Sie wird am besten in Form einer Schröpfmassage durchgeführt, und zwar genau an den Stellen, von denen man aus Erfahrung weiß, dass sie bei einer Diät besonders stark an Spannung verlieren.

Schröpfen verleiht der Haut einen rosigen Teint. Es eignet sich daher für blasse Menschen, die ihrem Teint ohne Sonnenbank und Rouge ein frisches Aussehen verleihen wollen.

Mit Schröpfen gegen Hautunreinheiten

Zu den typischen kosmetischen Beeinträchtigungen des Wohlbefindens gehören Hautunreinheiten in Form von Pickeln, Pusteln, Mitessern oder sogar richtigen Aknebeulen.

So hilft Schröpfen

- Es fördert die Durchblutung der Haut und hemmt Entzündungen.
- Die Haut wird deutlich erwärmt; dadurch verschlechtert sich das Milieu für viele schädliche Bakterien.
- Über die Hautporen können Bakterien und Unreinheiten regelrecht aus der Haut gezogen werden.
- Schröpfen stellt das autonome Nervensystem auf den Parasympathikus ein; dadurch werden körpereigene Regenerationskräfte in der Haut mobilisiert.

Die Anwendung

Bearbeiten Sie die Haut am besten mit kleinen Schröpfköpfen, die an wechselnden Stellen jeweils zwei bis drei Minuten lang unter Vakuum gesetzt werden. An besonders stark entzündeten Partien sollte die Behandlung auf vier Minuten ausgedehnt, dafür aber mit kleinerem Unterdruck gearbeitet werden. Achten Sie darauf, dass sich unter dem Rand der Schröpfgläser keine entzündete Stelle befindet. Die Anwendung kann bis zu viermal pro Woche wiederholt werden. Danach wird die Haut mit einer entsprechenden Reinigungssubstanz abgetupft.

Trockene, raue Haut sollte vor dem Schröpfen mit etwas Mandelöl eingerieben werden – das wirkt gleichzeitig nährend und pflegend.

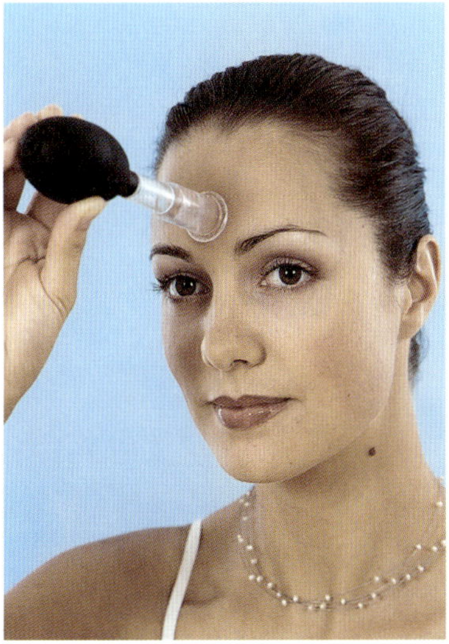

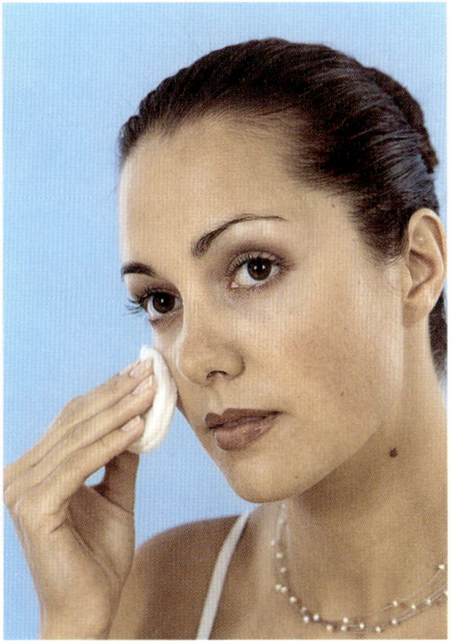

Links ist ein Schröpfkopf zu sehen, der sich optimal zur Bekämpfung von Hautunreinheiten eignet. Vergessen Sie nicht, das Gesicht nach dem Schröpfen mit einer milden, für Ihren Hauttyp geeigneten Reinigungslotion zu behandeln (rechts).

Leben Sie »hautgerecht«

Schröpfen ist aber kein Allheilmittel. Es ist nicht imstande, all die vielen »Hautfehler« in unserem Alltag ungeschehen zu machen. Wer eine schöne und gesunde Haut haben will, muss seinen Lebensstil den Bedürfnissen seiner Haut anpassen. Dazu gehört z. B., das Rauchen aufzugeben, denn Nikotin und die anderen Schadstoffe des Tabakrauchs sorgen für einen schlechten Stoffwechsel und eine schlechte Durchblutung der Haut. Außerdem provoziert das ständige Ziehen an der Zigarette die Bildung von Falten am Mund. Ebenfalls ungünstig für die Haut ist zu viel Alkohol; dadurch wird Wasser in die Gesichtshaut getrieben und quillt sie auf. Danach wird das Wasser wieder abgezogen, und die Haut fällt regelrecht in sich zusammen. Geringe Alkoholmengen (etwa zwei Gläser Bier oder ein Glas Wein pro Tag) schaden der Haut jedoch nicht. Ein weiterer Schadfaktor ist zu viel Sonne. Sonnenstrahlen in der Zeit von 11 bis 15 Uhr sollten unbedingt gemieden werden. Im Sommer sollte die Haut entweder mit Sonnenmilch (Lichtschutzfaktor 12 bis 15) oder entsprechenden Kleidungsstücken geschützt werden. Ideal ist Bewegung unter bewölktem Himmel, dabei bekommt die Haut genau die richtige Dosis an Sonne ab.

Bei Hautunreinheiten sollten die Schröpfapparaturen nach dem Schröpfen besonders gründlich, aber doch schonend und hautverträglich gereinigt werden. Geben Sie daher dem heißen Spülwasser anstelle von Geschirrspülmittel ein paar Tropfen Teebaumöl (aus der Apotheke oder dem Reformhaus) hinzu.

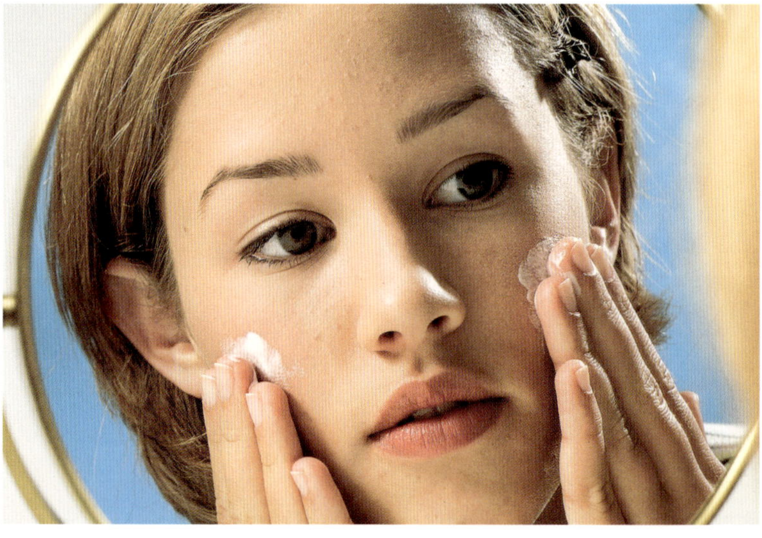

Die Haut ist auch ein wichtiger Spiegel für unser seelisches Befinden. Achten Sie immer darauf, Ihre Haut optimal zu versorgen – von innen und von außen.

Sich schön essen

Eine wichtige Rolle beim Aussehen der Haut spielt auch die Ernährung. Ungünstig sind dabei vitaminarmes Dosengemüse, Schnellgerichte aus der Imbissbude sowie Colagetränke, Limonaden und natürlich Süßigkeiten. Denn sie stören die Verdauung im Darm, so dass nur noch wenig Biostoffe in die Haut gelangen können. Besser als vorgefertigte Nahrung sind frisches Gemüse und Obst. Ananas (als Frucht und Saft erhältlich) und Nonifrüchte (als Saft und Extrakt erhältlich) enthalten sogar ein spezielles Enzym, das die Einlagerung von faltenbildenden Klümpchen im Hautgewebe verhindert.

Auch wenn Sie selbst frisches Gemüse zubereiten, sollten Sie darauf achten, es nicht zu lange zu kochen, um den Vitamingehalt nicht zu zerstören.

Die Haut richtig reinigen

Das tägliche Reinigungsprogramm für die Haut ist eigentlich ganz einfach: morgens und abends mit Wasser waschen. Zum Entfernen von Schweiß und Staub reicht diese Methode jedenfalls vollkommen aus. Leider wird unsere Haut jedoch oft auch mit anderen Stoffen traktiert, beispielsweise mit kosmetischen Fetten, Parfümen und Zigarettenrauch. Hier ist dann der Einsatz von Seifen und anderen Reinigungsmitteln notwendig, die aber wiederum auf den jeweiligen Hauttyp abgestimmt sein müssen:

- Trockene Haut benötigt milde Reinigungsprodukte mit rückfettenden Syndets, Reinigungsöl oder Reinigungsmilch; danach sollte eine fett- und feuchtigkeitsspendende Creme, oder aber eine nicht zu fetthaltige Salbe aufgetragen werden.
- Normale Haut wird am besten mit einer rückfettenden Seife gereinigt, danach mit einer leichten Tages- oder Nachtcreme gepflegt.
- Fettige, unreine Haut braucht morgens und abends eine intensive, fettlösende Reinigung. Zu stark entfettende Seifen- oder Alkohollösungen können jedoch des Guten zu viel sein; besser sind spezielle Peeling- und Reinigungsgels sowie eine Nachreinigung mit menthol-, kampfer- oder calendulahaltigen Gesichtswässern. Sehr hilfreich sind japanische Papierblättchen aus Drogerie oder Parfümerie, da sie Fett und Schweiß aufsaugen, ohne das ganze Make-up zu verwischen.

Impressum

Redaktion und Projektleitung: Hans Müller

Redaktionsleitung und medizinische Fachberatung: Dr. med. Christiane Lentz

Bildredaktion: Gabriele Feld

Produktion: Manfred Metzger (Leitung); Annette Aatz

Umschlag: Heinz Kraxenberger, München; Till Eiden

Layout: Wolfgang Lehner

Satz: Mihriye Yücel

Druck: Peschke Druck, München

Bindung: R. Oldenbourg, München

Printed in Germany

Gedruckt auf chlor- und säurearmem Papier

ISBN 3-517-06220-0

Über die Autoren

Dr. Corinna Paatzsch studierte Psychologie und Sportmedizin. Sie arbeitet heute als freie Wissenschaftsjournalistin mit den Schwerpunkten Naturheilverfahren und Volksmedizin.

Wilhelm Kannengießer stammt aus einer Familie, in der Naturheilverfahren eine lange Tradition haben. Ende der 1980er Jahre konstruierte er für ein Stuttgarter Krankenhaus eine Spezialsaugglocke zur Behandlung von Raucherbeinen, später ein Vakuumgerät für Prostataprobleme. Heute gehört er zu den führenden Spezialisten in der Herstellung und Anwendung moderner Schröpfapparaturen.

Literatur

Abele, Johann: Schröpfkopfbehandlung. Theorie und Praxis. Haug Verlag. Heidelberg 1999

Abele, Ulrich/Stiefvater, Erich: Aschner-Fibel. Haug Verlag. Heidelberg 1996

Höting, Hans: Schröpfen. Knaur Verlag. München 1998

Kannengießer, Wilhelm: Formel P. imv Verlag. Stuttgart 1994

Piotrowski, Hedwig: Die Kunst des Schröpfens. Sonntag-Verlag. Stuttgart 1977

Hinweis

Das vorliegende Buch ist sorgfältig erarbeitet worden. Dennoch erfolgen alle Angaben ohne Gewähr. Weder Autoren noch Verlag können für eventuelle Nachteile oder Schäden, die aus den im Buch gemachten Hinweisen resultieren, eine Haftung übernehmen.

Bezugsquelle

Moderne Schröpfkopfgeräte mit Scherengriff-Vakuumpumpe erhalten Sie bei:

Fröhle Medizinisch-Technische Formteile GmbH, Postfach 10 03 32, D–72303 Balingen, Tel. 0 74 33/38 35 00, Fax 0 74 33/38 35 02

Leser- und Lieferservice

Galerie fit & gesund, Mittelweg 19, 20148 Hamburg,
Tel. / Fax: 0 40/4 10 65 19
http://www.fit-u-gesund.de

Bildnachweis

Alle Bilder stammen von Michael Nagy, München, außer:
AKG, Berlin: 6, 9, 16; Fotoarchiv, Essen: 44 (Oswald Baumeister); Hansen Jan-Dirk, München: 33; Mauritius, Mittenwald: 26 (Sammy), 40 (Habel), 43 (Auli), 92 (J. Müller); Südwest Verlag, München: 3 (Bernhard Hecker)

Register